Necesidad de Sueño y Descanso

Coordinadora Editorial: *Alba Flores Reyes*

Editor: *Diego Molina Ruiz*

Edita: sapientiaEd diegomolinaruiz@gmail.com

Coordinadora Editorial: Alba Flores Reyes

Diseño de portada: Diego Molina Ruiz

Imagen de portada: María López Zapata

Título de la obra: Necesidad de Sueño y Descanso

Libro número 5

Serie: Notas sobre las 14 Necesidades de Virginia Henderson

Primera edición: 05/01/2018

Nº de páginas: 104

Autora: Gloria Bermejo Pérez

Autor: Juan Antonio Díaz Fernández

ISBN-10: 1983770949
ISBN-13: 978-1983770944

Edición impresa en papel y ebook disponible en:
www.amazon.com y www.amazon.es

TÍTULO DE LA OBRA:

NECESIDAD DE SUEÑO Y DESCANSO

LIBRO NÚMERO 5

SERIE: NOTAS SOBRE LAS 14 NECESIDADES DE VIRGINIA HENDERSON

AUTORÍA:

GLORIA BERMEJO PÉREZ

JUAN ANTONIO DÍAZ FERNÁNDEZ

EDITOR: *Diego Molina Ruiz*

PRESENTACIÓN

El arte de cuidar remota desde tiempos inmemorables, con una constante evolución de la evidencia científica, nuevos descubrimientos, técnicas así como mejoras en los procedimientos actuales.

Estamos en un momento en el que la calidad de la salud es más que la propia vida, y el equilibrio entre la mente y cuerpo es aquel que hace que una persona alcance su máximo esplendor y satisfacción en la vida. La Independencia es sinónimo de salud.

El lector puede comprobar gratamente el más actual abordaje hasta el momento de manera concisa y completa de los procedimientos en cada una de las 14 necesidades de Virginia Henderson: respiración, alimentación, eliminación, movimiento, sueño y descanso, arreglo personal, temperatura, higiene, seguridad, comunicación, creencias, crecimiento personal, entretenimiento y aprendizaje. De esta manera ayuda tanto a los estudiantes como a los profesionales a subsanar los errores que podamos estar cometiendo actualmente o a completar carencias actuales que presentemos en nuestros cuidados basados siempre en la mejor evidencia disponible.

La referencia a los cuidados está presente en todo el recorrido de la colección. Hoy en día no sería posible el abordaje del cuidado del paciente como ser biopsicosocial sin reconocer el aporte cada miembro del equipo sanitario. Por ello esta colección aporta el enriquecimiento multidisciplinar y cooperación de las diferentes categorías profesionales sanitarias. En este aspecto, en la colección se contempla una amplia visión de las actuaciones centradas en el paciente y no tanto hacia la técnica.

Nuestra profesión avanza a pasos agigantados y nosotros, como no puede ser de otra manera, con ella.

En palabras de la propia Virginia Henderson "La enfermera es temporalmente la conciencia del inconsciente, el amor de vida para el suicida, la pierna del amputado, los ojos del recientemente ciego, el medio de locomoción para el infante, y una voz para aquéllos demasiado débiles para hablar".

Alba Flores Reyes
Coordinadora Editorial

EDITOR: *Diego Molina Ruiz*

DEDICATORIA

El presente libro en particular y la colección "Notas sobre las 14 Necesidades de Virginia Henderson" a la que pertenece, en general, van dedicados a todas las personas interesadas en alguna de las necesidades que aquí se tratan. Y en particular a las personas que cuidan, sean familiares, profesionales o amigos. Y también a todas las personas interesadas en conocer o practicar todo el saber que su lectura ofrece.

¡Salud y Ánimo!

Diego Molina Ruiz

EDITOR

CONTENIDO

AGRADECIMIENTOS

A todo el elenco de autores que han hecho posible la elaboración del presente libro y en su conjunto toda la colección que forman la serie denominada "Notas sobre las 14 Necesidades de Virginia Henderson". A su coordinadora editorial y a un equipo de profesionales que destacan por su incansable interés por indagar en éstas necesidades y la innovación basada en la evidencia. El conocimiento apoyado por la investigación y la experimentación de prácticas clínicas que conforman la experiencia del trabajo diario. Con la observación y recogida de las anotaciones necesarias para ser plasmadas y compartidas a través los textos incluidos en ésta obra.

1 INTRODUCCIÓN

Virginia Henderson realizó una valiosa contribución a la enfermería. Aparte de una acertada definición de la profesión, Henderson realizó otras aportaciones conceptuales como el de «persona», definiéndola como un todo completo compuesto por 14 necesidades humanas fundamentales: respiración, alimentación, eliminación, movimiento, sueño y descanso, arreglo personal, temperatura corporal, higiene, seguridad, comunicación, creencias, crecimiento personal, entretenimiento y aprendizaje[1]. Entre estas necesidades, se encuentra la del sueño y descanso, necesidad que tratamos en este libro y que es de suma importancia para que las personas mantengan su equilibrio como ser bio-psico-social. La vida tiene un carácter dinámico, donde las personas permanecemos en un continuo estado de aprendizaje y de interacción con nuestro entorno mediante varios procesos como el de atención, percepción, vigilancia, etc. Dichos procesos están íntimamente relacionados con el sueño y el descanso. Por tanto, la necesidad de sueño y descanso es un pilar básico para que el ser humano pueda desenvolverse en su medio con normalidad y para que su funcionamiento sea adecuado y adaptado a las demandas del entorno en todos los sentidos.

Es importante tratar la necesidad del sueño y descanso desde un punto de vista multidisciplinar, requiriendo colaboración y comunicación por parte de diversos profesionales como la enfermería, la psicología y la medicina. Uno de los colectivos sanitarios más implicados en esta labor es el de enfermería, encargada de los cuidados de salud tanto en hospitalización como a nivel domiciliario y comunidad. Enfermería tiene un papel asistencial, de identificador de riesgos y de educador, puesto que las complicaciones son susceptibles de prevenirse, disminuyendo así posibles trastornos del sueño y el ahorro potencial de recursos para paliar las consecuencias.

Este libro sirve como ayuda para el día a día de los profesionales y futuros profesionales de la salud. Es dinámico y útil, y pretendemos dar a conocer la importancia de dormir y descansar correctamente, los factores que pueden afectar a la satisfacción de dicha necesidad, describir las fases del sueño y los diferentes trastornos que pueden dificultar el proceso, así como exponer el proceso de atención de enfermería (PAE) en relación con esta necesidad, dando también a conocer consejos, técnicas y hábitos saludables que favorecen la consecución de un buen estado de reposo y las posibles consecuencias que la falta de sueño y descanso tienen en el ser humano a nivel biológico, psicológico y social, basado todo ello en evidencia científica actualizada.

2 CONCEPTOS

2.1 SUEÑO

Dormir es una actividad imprescindible para el ser humano, ya que mientras dormimos se llevan a cabo funciones fisiológicas básicas para el equilibrio psíquico y físico de los individuos[2]. Podemos afirmar, por tanto, que el sueño es una necesidad biológica que nos permite restablecer las funciones físicas y psicológicas esenciales para un pleno rendimiento[3].

El sueño ha pasado de ser considerado un proceso inactivo de la vida humana donde no ocurría prácticamente nada a ser un fenómeno activo y esencial que nos provoca una actividad cerebral parecida a la que se produce al estar despierto. Durante dicha actividad se dan cambios en el funcionamiento y en la regulación del organismo, ejemplo de los cuales son los cambios en la frecuencia cardíaca, respiratoria, en la presión arterial, temperatura, secreción hormonal, etc. Y además, mientras dormimos pasamos por diferentes fases o estadios de sueño que se repiten periódicamente a lo largo de cuatro a seis ciclos de sueño durante todo el proceso de dormir[3].

Entre las principales funciones del sueño, cabe destacar la relacionada con la reparación de los tejidos corporales y la conservación y recuperación de la energía. Los procesos de reparación cerebral (consolidación y mantenimiento de recuerdos, reorganización neuronal, etc.) son otras de las imprescindibles funciones que el sueño tiene sobre nuestro organismo. Sin embargo, una de las funciones más importantes del sueño es la regulación de la temperatura corporal, funcionando como un termostato que mantiene la temperatura que el cuerpo necesita en todo momento durante las actividades que lleva a cabo. Sin esta función el organismo no tardaría en morir. No debemos olvidar que a medida que la supresión del sueño aumenta, también disminuye nuestra capacidad de concentración, nuestros reflejos y nuestra capacidad de reacción, lo cual aumenta las posibilidades de sufrir accidentes en nuestro día a día[3]. Por otro lado, también cabe mencionar las funciones de restablecimiento de la energía celular y el tratamiento de asuntos emocionales reprimidos que se liberan durante el sueño[2].

En cuanto a la cantidad de horas que necesitamos dormir, debemos tener en cuenta que existe una variabilidad subjetiva que depende de cada persona. El sueño es absolutamente básico para nuestra supervivencia, pero en estados de privación de sueño unas personas pueden desarrollar anomalías antes que otras y, también, unas personas pueden desarrollar algún tipo de trastornos y otras no[2]. Las necesidades primarias de sueño para conseguir conservar las funciones y supervivencia del organismo oscilan aproximadamente entre 4 y 5 horas por cada 24 horas en un adulto. El resto de horas que pasamos dormidos nos ayudan a mejorar nuestro bienestar y calidad de vida. Una media de 8'3 horas en un adulto podría garantizar un sueño óptimo y un perfecto rendimiento[3].

El tiempo y el tipo de sueño que necesitan las personas se modifican con el paso de los años. El tiempo ideal de sueño es aquel que nos permite realizar las actividades diarias de una manera eficaz. La necesidad de sueño cambia en cada persona, de acuerdo al estado de salud, estado emocional y muchos otros factores que favorecen la variabilidad personal, de ellos el más importante es la edad (*Véase Anexo 1)*[2].

2.2 DESCANSO

El sueño y el descanso no son conceptos sinónimos. Podemos diferenciar varios tipos de descanso:

- El descanso físico se consigue al cesar las actividades en las que nos desenvolvemos en nuestro día a día, encontrando un momento y un lugar adecuados para estar tranquilos, relajados y cómodos[4].
- El descanso sensorial se adquiere utilizando el silencio, cerrando los ojos y relajando la musculatura[4].
- El descanso emocional consiste en disminuir la realización de actividades y encontrar un lugar para desconectar[4].
- El descanso mental o «dejar la mente en blanco» es alcanzado al aislar nuestra mente de cualquier pensamiento que nos agobie, de cualquier preocupación o problema[4].

En contraposición, el sueño solo existe cuando ha cesado la conciencia[4].

El descanso es sinónimo de reposo, y a su vez, ambos son sinónimos de relajación y significan la ausencia de tensión emocional o malestar físico. Descansar física y mentalmente es fisiológicamente necesario, ya que unos minutos de relajación diaria nos facilitan la conservación de energía, evitan la fatiga y alivian la tensión nerviosa provocada por cualquier situación que altere el equilibrio psicológico o fisiológico de la persona[5]. Erróneamente se cree que cuando alguien está tumbado en la cama está descansando, pero no siempre es así; por ejemplo, estar tumbado sin moverte todo el día no produce relajación. El descanso eficiente está relacionado con el grado de relajación muscular así como de encontrarse libre y alejado del estrés mental que tan presente se encuentra en nuestro actual estilo de vida[5]. Una relajación muscular deficiente se observa claramente en los movimientos del cuerpo como: muecas en la cara y fruncimiento de la frente, dar vueltas en la cama constantemente o mostrarse intranquilo e irascible. Un buen descanso exige un estado de tranquilidad sin estrés emocional, además de una liberación de la ansiedad. Por ende, descanso y relajación no siempre significa inactividad, ya que algunas personas consideran ciertas actividades como relajantes[5].

Por último, en cuanto a los hábitos favorables para un buen descanso, hay que tener en cuenta que, al igual que para dormir cómodamente, es necesaria una cama, sofá, sillón o cualquier otro mueble cómodo y que esté en buenas condiciones. Lo importante es poder desconectar tanto el cuerpo como la mente de nuestra rutina diaria y alejarnos momentáneamente de aquello que nos provoca estrés[4].

2.3 FACTORES QUE INFLUYEN EN EL SUEÑO Y DESCANSO

Existen diversos factores que modifican la percepción de satisfacción de la necesidad de sueño y descanso. Dichos factores regulan los valores adecuados de dicha satisfacción desde la unicidad de la persona.

- Los factores biofisiológicos, relacionados con el funcionamiento del cuerpo, así como de su herencia genética, su estado de salud o su edad.
- Los factores psicológicos, el conjunto de los sentimientos, pensamientos, emociones y demás funciones cerebrales que pueden influir en la satisfacción del sueño y el descanso.
- Por último, los factores socioculturales hacen referencia al entorno físico de la persona y a sus características, tales como leyes, normas familiares, valores sociales, tipo de barrio, etc. Dichos factores afectarán de manera determinante a la persona en cualquier ámbito de su vida, incluyendo el sueño y el descanso[6].

2.3.1. FACTORES BIOFISIOLÓGICOS (INDIVIDUALES)

- Edad: La duración y calidad del sueño cambia en función del grupo de edad al que pertenezca la persona:
  - Neonatos: Duermen aproximadamente 16 horas. Durante la primera semana de vida duermen constantemente para recuperarse del esfuerzo del parto y para prepararse para la adaptación al nuevo entorno.
  - Niños de 2 y 3 años: Alrededor de los dos años, los niños

duermen en la noche y suelen hacer un par de siestas en el día. Con tres años las siestas suelen disminuir. Duermen una media de 12 horas.

– Preescolares: Suelen dormir aproximadamente unas 12 horas por la noche. No suelen hacer siestas. Necesitan de un ritual para poder dormir. Pueden aparecer problemas a la hora de la conciliación y mantenimiento del sueño, tales como terrores nocturnos y pesadillas.

– Escolares: La cantidad de sueño es variante de una persona a otra según sus características. Pueden encontrarse casos de niños de esta edad que se resistan a ir a dormir por rebeldía o por sentimiento de independencia.

– Adolescentes: Suelen dedicar unas 8 o 9 horas al día a dormir. Es una de las etapas donde más trastornos del sueño pueden aparecer. El rápido crecimiento y el cambiante estilo de vida puede provocar sensación de cansancio.

– Adulto joven: Sueño de 6 a 8 horas. El estrés y el estilo de vida son variables determinantes para un correcto desarrollo del sueño, así como para el posible uso de medicación.

– Adultos: Posible disminución de las horas de sueño. Pueden existir trastornos asociados a la ansiedad y a la depresión.

– Ancianos: Necesidad de descanso antes que de sueño. Frecuentes siestas durante el día. La duración del sueño nocturno disminuye, se suelen despertar con mayor frecuencia y necesitan más tiempo para conciliar el sueño. El patrón sueño y descanso se puede ver afectado y alterado debido a la presencia de enfermedades crónicas, el deterioro sensorial y los cambios del SNC[6].

• Actividad física: El ejercicio influye de manera importante en la satisfacción de la necesidad de sueño y descanso. Si en nuestro día a día apenas realizamos ejercicio físico, nuestro descanso no será tan reparador como necesitamos, por lo que nuestra sensación de cansancio aumentará. Sin embargo, realizar una actividad física regularmente mejorará nuestro descanso nocturno debido a que nos sentiremos más cansados físicamente y reducimos el estrés[7].

• Alimentación: Existen alimentos y bebidas que impiden o favorecen el sueño. Una dieta inadecuada (influenciada también por defecto o exceso) no induce al sueño y puede producir molestias gástricas que podrían impedir el mismo. Además, el patrón es alterado por la pérdida o ganancia de peso[6].

- Estado de salud: El estado de salud de la persona influye a la hora de satisfacer la necesidad de sueño y descanso. Las personas enfermas o convalecientes suelen necesitar dormir y descansar más de lo normal, alterando así el ritmo sueño-vigilia. El dolor, la incomodidad o las molestias físicas suelen dificultar la consecución y la duración del sueño. En casos de patologías respiratorias, el sueño se ve claramente mermado. La congestión nasal y el exceso de mucosidad impiden respirar con normalidad, impidiendo el normal desarrollo del sueño. Ciertos trastornos endocrinos como el hipertiroidismo impiden conciliar el sueño, y otros trastornos como la nicturia obligan a la persona a interrumpir su sueño para ir al baño de manera frecuente. La fatiga también provoca una alteración del sueño afectando a la fase del sueño REM[6] (*Anexo 2*).

Por otro lado, la ingestión de ciertas sustancias o medicamentos también alteran el ritmo normal de sueño. Un claro ejemplo son los fármacos hipnóticos, los cuales suelen causar resaca y afectan al sueño profundo. Los fármacos diuréticos causan nicturia y los fármacos antidepresivos y estimulantes alteran el sueño REM. Los narcóticos también alteran la fase REM y aumentan la somnolencia durante el día. En cuanto a las sustancias no medicamentosas que afectan al sueño destacan el alcohol, el cual provoca una acelerada aparición del sueño, alterando el estado REM del mismo, y la cafeína, que puede llegar a retrasar o impedir la aparición del sueño[6].

2.3.2. FACTORES PSICOLÓGICOS (INDIVIDUALES)

Factores psicológicos tales como la ansiedad y la depresión alteran nuestra capacidad de sueño y descanso. Los estados de ansiedad producen un impedimento considerable para la conciliación del sueño y para el mantenimiento de este, afectando no solo al sueño REM sino también al sueño NREM. Esto se debe a que la ansiedad aumenta los niveles corporales de norepinefrina, adrenalina y corticoides[6].

Un factor psicológico que tiene una relación evidente con el sueño es el trastorno por hiperactividad o TDAH, cuyos síntomas relacionados con la conciliación y calidad del sueño van desde sufrir un mayor número de movimientos en las etapas de sueño superficiales, una mayor actividad durante el sueño, patrones de sueño inestables y, como consecuencia, una mayor somnolencia diurna[8].

La forma de afrontar el estrés en nuestra vida diaria es otro factor determinante tanto en la calidad como en la cantidad del sueño. La relación entre sueño y estrés se puede mirar como un bucle bidireccional en la que el estrés provoca falta de sueño y, a su vez, esa misma falta de sueño provoca estrés. Estrés y ansiedad están estrechamente relacionados y normalmente se producen conjuntamente[9].

Por último, la depresión es otro de los grandes factores psicológicos que comúnmente afectan a la percepción de satisfacción de sueño y descanso. El insomnio es el trastorno del sueño más frecuentemente asociado con la depresión, siendo habituales los problemas de inicio y mantenimiento del sueño. Sin embargo, existen sujetos depresivos que se encuentran en un estado de hipersomnia (sueño excesivo), aunque esto último ocurre en menor medida. Los estados depresivos suelen producir una reducción de la cantidad de sueño de ondas lentas (NREM) al igual que se han encontrado alteraciones en el sueño REM[10].

2.3.3. FACTORES SOCIOCULTURALES (AMBIENTALES)

- Entorno físico. Son las características de la estancia donde procedemos a dormir y/o descansar, tales como la ventilación, la iluminación, el olor, el tipo de cama y de almohada, el ruido, compartir habitación con otras personas, temperatura, humedad, etc.[6].

- Clima. La sensibilidad del sueño humano hacia el ambiente externo siempre ha sido evidente. Factores como temperaturas extremas de frío o calor alteran nuestro sueño y la altitud o la alta presión alteran de forma perjudicial nuestro descanso. Además, un ejemplo de dicha sensibilidad es el Jet Lag, un trastorno producido cuando viajamos que destaca por el cruce rápido de dos zonas horarias diferentes[11].

- Estilo de vida. En este apartado se pone de manifiesto cómo determinadas situaciones a las que nos enfrentamos diariamente pueden influir de manera determinante en nuestro patrón de sueño y descanso. Un claro ejemplo son los turnos rotatorios y nocturnos de trabajo, los cuales provocan cambios a nivel biológico en relación con los ritmos circadianos del sueño[12].

2.3.4. INTERRELACIÓN ENTRE LA NECESIDAD DE SUEÑO Y DESCANSO Y OTRAS NECESIDADES

La comprensión por separado de las necesidades humanas de Virginia Henderson nunca nos dará la comprensión del ser humano como un todo, sino que es necesaria la interrelación entre necesidades para poder alcanzar una visión global del individuo[6].

- Respiración: Las dificultades respiratorias impiden un sueño normal. El sueño óptimo necesita una amplitud y frecuencia respiratoria en estándares normales. La apnea del sueño es un trastorno del sueño producido por este tipo de dificultades[6].

- Alimentación: Una dieta inadecuada (por defecto o exceso) no induce al sueño y puede producir molestias gástricas que podrían impedir el mismo. El patrón es alterado por la pérdida o ganancia de peso. Además, existen alimentos y bebidas que impiden o, por el contrario, inducen el sueño[6].

- Eliminación: Levantarse varias veces durante la noche para ir al baño y la sudoración dificultan la conciliación y el mantenimiento del sueño[6].

- Movimiento y mantener una postura adecuada: Cada persona tiene su propio patrón de sueño, incluida la postura corporal al dormir, la cual se puede ver influida en casos como el embarazo[6].

- Arreglo personal: Para un sueño y un descanso de calidad es recomendable utilizar unas prendas de vestir cómodas[6].

- Temperatura corporal: Tanto el frío como el calor excesivos influye negativamente en la calidad del sueño y descanso[11].

- Higiene: Produce bienestar y confort[6].

- Seguridad: Evitar los peligros y tener la sensación de seguridad al dormir son recomendables[6].

- Comunicación: Los problemas en las relaciones personales generan ansiedad, la cual se manifiesta a través del sueño[6].

- Creencias: Las distorsiones de nuestros valores y creencias afectan a nuestra conciencia y a nuestro sueño[6].

- Crecimiento personal: En la autorrealización y sentirse a gusto consigo mismo y con aquellas actividades realizadas favorece la autoestima y disminuye la sensación de ansiedad, provocando un mejor descanso[6].

- Entretenimiento: Las actividades lúdicas nos cansan y nos relajan, favoreciendo el descanso[6].

- Aprendizaje: Conocer aquellos hábitos saludables para el óptimo descanso nos ayuda a alcanzarlo[6].

2.4 EPIDEMIOLOGÍA

El papel del sueño, en especial en las poblaciones urbanas, ha quedado relegado y se ha disminuido el tiempo destinado a dormir durante las últimas décadas. Una posible causa es que para muchos el sueño es considerado como una pérdida de tiempo, en especial en el caso de los jóvenes, por lo que es común que estos consuman diversas sustancias (café, bebidas energéticas, tabaco, alcohol, etc.) que afectan la fisiología del sueño. Esto, aunado a una serie de malos hábitos de sueño, se ha reflejado en que un gran porcentaje de jóvenes universitarios en todo el mundo refieran una mala calidad del sueño. La importancia de la atención a los trastornos del sueño que sufren los jóvenes es clave ya que en la mayor parte dichos trastornos son debidos a factores externos y, por tanto, modificables[13].

Existen además diferencias en la estructura del sueño según la edad, veamos por ejemplo cómo un recién nacido duerme aproximadamente 18 horas, un adulto joven unas 8 horas aproximadamente y, por último alrededor de 6,5 horas una persona anciana[14].

En cuanto a diferencias por sexo, Biddle y Hamermesh refirieron que normalmente los hombres adultos duermen 20 minutos más que las mujeres. Además, Stolzar también evidenció que en el campo universitario donde ambos sexos poseen cargas de trabajo análogas y las mismas condiciones respecto al cálculo de su promedio de notas, las mujeres duermen menos que los hombres[15].

En relación a los trastornos del sueño, aproximadamente el 10-30% de la población general los padece, y asciende a 45% en la población anciana[16]. La prevalencia varía en función del tipo de trastorno, reflejado todo ello en el apaetado 4 de este libro.

Aproximadamente un 50% de los pacientes de atención primaria se quejan de insomnio si se les pregunta por el sueño, pero solo un bajo porcentaje acude a un especialista para recibir tratamiento. El insomnio crónico ha aparecido en la población adulta con una incidencia entre un 10% y un 15% en la última década. Además, se estima que un 50% de los adultos sufren insomnio en algún momento de la vida y que el insomnio ocasional aparece en un 25-35% de los casos[14].

3 FASES

3.1 CICLO VIGILIA-SUEÑO

Como ya hemos explicado, el sueño es una necesidad básica; para que podamos llevar a cabo durante el día las funciones corporales normales son imprescindibles horas de descanso reparadoras, de calidad. De esta manera ayudamos a nuestro cuerpo y mente a recuperarse y cargar las energías necesarias para afrontar un nuevo día. El sueño es un estado normal, reversible y periódico en el que disminuye la percepción y la capacidad de respuesta frente a estímulos externos. Durante el sueño ocurren procesos de consolidación de las distintas formas de memoria, regulación de la función de algunos neurotransmisores, almacenaje de energía, regulación de la temperatura y conservación de un adecuado funcionamiento del sistema inmune[17,18].

Los ritmos o ciclos circadianos son ritmos biológicos intrínsecos de carácter periódico que se manifiestan con un intervalo de 24 horas. En mamíferos, el ritmo circadiano más importante es el ciclo vigilia-sueño[19]. En condiciones normales, una persona adulta necesita diariamente 8 horas de sueño y 16 horas de vigilia, alternando cíclicamente todos los días[18]. En menores, como ya hemos comentado en el apartado de «Factores biofisiológicos» del capítulo 2 «Conceptos», las horas de sueño necesarias aumentan por motivos de crecimiento y desarrollo, considerándose necesarias las siguientes horas de sueño diarias:

- 0-6 meses: 14-20 h
- 6-12 meses: 13-14 h
- 1-3 años: 11-13 h
- 3-5 años: 10-12 h

- 5-12 años: 10 h
- 12-15 años: 8-10 h[20]

En la regulación del ciclo vigilia-sueño intervienen varias zonas del Sistema nervioso central (SNC) llamadas núcleos (comúnmente denominados interruptores o switch):

- Núcleo hipotalámico posterior (NHP): Contiene las hipocretinas, neuropéptidos que regulan la vigilia.
- Núcleo ventral lateral preóptico (VLPO): Controla la fase NREM del sueño.
- Núcleo reticularis pontis oralis (NRPO): Controla la fase REM del sueño.
- Núcleo supraquiásmico (NSQ): Regula el ciclo vigilia-sueño. Podría definirse como el marcapasos de los ritmos circadianos y posee mecanismos intrínsecos de tiempo adaptados a la luz-oscuridad[18].

En la regulación del ciclo vigilia-sueño intervienen además múltiples neurotransmisores como la serotonina, dopamina, histamina, adrenalina, noradrenalina, acetilcolina, melatonina, adenosina, etc[18].

La melatonina (también llamada «hormona de la oscuridad») es una neurohormona producida por la glándula pineal cuya secreción se produce durante la noche, en reacción a la oscuridad, y disminuye por la mañana cuando la luz es percibida por la retina, de manera que modula la síntesis de melatonina y ayuda a sincronizar el reloj interno y la alternancia natural día-noche. La melatonina tiene múltiples funciones fisiológicas, entre ellas una función sincronizadora de los diferentes ritmos circadianos que se generan en el organismo con los ciclos diarios de luz y oscuridad, adaptando al organismo a las modificaciones del medio ambiente. Actúa como un cronobiótico, es decir, una sustancia capaz de reajustar los ritmos circadianos desincronizados o bien de prevenir que estos se desajusten. Existen algunos estudios que demuestran que el tratamiento con melatonina es eficiente para diversas alteraciones del sueño: adelanto o retraso de la fase del sueño, insomnio en ciegos con ciclos de vigilia-sueño iguales o superiores a 24 horas pero que no se ajustan al ciclo luz-oscuridad, jet-lag (desajuste entre el ritmo interno y el tiempo real externo como consecuencia de vuelos transoceánicos) y en alteraciones como consecuencia del cambio en la pauta vigilia-sueño en trabajadores con turno de noche. Según algunas investigaciones, la ingestión de melatonina afecta tanto a la aparición del sueño, tiempo requerido para quedarse dormido, como a la calidad y duración del mismo, teniendo además cierto efecto hipnótico (se cree que este efecto es debido al efecto hipotérmico que provoca). La capacidad natural de nuestro cuerpo para segregar la melatonina disminuye a medida que envejecemos, razón por la que algunos científicos atribuyen los problemas para dormir de las personas mayores[19,21].

3.2 FASES DEL SUEÑO

Las técnicas neurofisiológicas de registro (el electroencefalograma [EEG], el electrooculograma [EOG] y el electromiograma [EMG]) han permitido demostrar que el sueño no es un proceso homogéneo, sino que durante el sueño se produce una secuencia repetitiva de estadios conocido como «ciclo del sueño», reflejado en la figura 2 (*Anexo 2*). Estos ciclos constan de dos tipos diferentes de sueño: Fase NREM (siglas que corresponden a su nombre en inglés: *No Rapid Eye Movements* o sin movimientos oculares rápidos) compuesta por 4 estadios, y la fase REM (*Rapid Eye Movements* o movimientos oculares rápidos)[18].

- Fase NREM (Sueño lento): De ondas lentas o en la que no existen movimientos oculares rápidos. Es el primer estado de ensoñación en el que entramos y la mayor parte de nuestro tiempo de sueño se pasa aquí, lo que representa el 75% del sueño de los adultos[22].

La actividad cerebral registrada mediante medición de las ondas cerebrales con EEG muestra en estado de vigilia ondas cerebrales de alta frecuencia y baja amplitud, que van progresivamente transformándose cuando comenzamos a dormirnos en ondas cada vez de menor frecuencia y mayor amplitud (Véase *Anexo 3*). También comienza a disminuir el tono muscular, quedando nuestro cuerpo cada vez más relajado, así como el ritmo respiratorio y cardíaco y los lentos movimientos oculares del inicio del sueño desaparecen por completo, todo esto junto con un aumento del flujo sanguíneo muscular. Los cambios orgánicos que se producen en esta fase del sueño han llevado a los científicos a apuntar su relación con la recuperación física del organismo (regeneración y recuperación de energía), concluyendo que la desaparición del sueño profundo puede desencadenar problemas médicos importantes como problemas de crecimiento, déficit hormonales, etc.

La fase NREM está compuesta por cuatro estadios que duran cada uno entre 5 y 30 minutos, y unos 90 minutos aproximadamente en total, en los que se va profundizando progresivamente en el sueño implicando mayor aislamiento sensorial del entorno y por tanto mayores dificultades para despertar, que llegan al grado máximo en el estadio 4.

- Estadio 1. Es la fase de somnolencia en la que se consigue un sueño ligero. También es conocido como zona de penumbra. El sueño es de carácter liviano y estamos expuestos a ser despertados por pequeños ruidos y movimientos. Pasamos por la transición de la vigilia al sueño: en el EEG se reconoce una actividad cerebral más lenta (aparecen las ondas theta propias del sueño NREM y desaparecen las ondas alfa propias de la vigilia), los ojos se mueven lentamente, la respiración se vuelve lenta y constante, relajándose los músculos y disminuyendo la frecuencia cardíaca. En esta etapa es posible que se experimente la llamada «mioclonía del sueño», movimiento muscular brusco, breve e involuntario que se produce de manera fisiológica en personas sanas, relacionadas con el inicio del sueño y que pueden acompañarse de sensación de caída y pueden despertar. Este estadio tiene una duración muy corta, apenas unos minutos en cada ciclo.

– Estadio 2. La actividad cerebral continúa lenta aunque existen periodos espontáneos de tensión y relajación muscular. El movimiento lento de los ojos se detiene y disminuyen la frecuencia cardíaca y la temperatura. La sensación de adormecimiento pasa a un estado de ensoñación más puro aunque todavía es muy fácil ser despertado, pero sin duda sabríamos que hemos estado durmiendo. El mismo se caracteriza por unas ondas electroencefalográficas con una frecuencia mayor que las theta pero más enlentecidas. Aparecen dos grafoelementos típicos: los husos del sueño y los complejos K (ondas lentas de amplitud elevada). Por lo general, es una fase que tiene duración de entre 10 y 20 minutos aproximadamente en cada ciclo, representando alrededor del 50% total del sueño en adultos y, propiamente dicho, es el principio del sueño.

– Estadio 3. Comienza el sueño profundo, donde no es tan fácil despertarse y no existe movimiento ocular. Aparecen las ondas delta, que son ondas cerebrales lentas (SWS) generalmente más rítmicas, y las constantes vitales como la presión arterial, la frecuencia cardiaca y la temperatura corporal son significativamente inferiores. La actividad muscular se reduce al máximo, preparándose nuestro organismo para lograr un estado de relajación total óptimo para la recuperación de nuestro cuerpo y mente. Dejamos atrás las fases iniciales caracterizadas por una sensación de sueño ligero, su duración se estima entre 15 y 30 minutos y no suelen aparecer sueños.

– Estadio 4. Es el periodo de sueño más profundo, en el que la relajación muscular es absoluta y que el organismo aprovecha para su reparación y descanso. Es un estadio muy importante ya que es donde el sueño es más reparador. Despertar a alguien en esta etapa es difícil y si se consigue, se sentiría muy débil, cansado y desorientado. Tiene una duración aproximada de unos 20 minutos. No es la fase típica de los sueños, pero en ocasiones pueden aparecer en forma de imágenes, luces, figuras... sin una línea argumental y no solemos tener recuerdo de ellos a no ser que tengan una fuerte intensidad. En esta fase se manifiestan alteraciones como los terrores nocturnos en niños, sonambulismo y aquellas denominadas como alucinaciones hipnagógicas (episodios en los que el individuo cree estar despierto, tiene la sensación de poder escuchar y ver lo que sucede a su alrededor pero no puede moverse, incluso existen casos en los que estas personas sienten la presión de algo que les impide moverse e incluso respirar)[3,17,18,22,23,24].

Terminados los 4 estadios que componen la fase NREM, entraríamos en la fase REM:

- Fase REM (Sueño MOR): De ondas rápidas o de movimientos oculares rápidos. Aparece por primera vez aproximadamente a los 90 minutos de quedarnos dormidos (tras los 4 estadios de la fase NREM) y dura entre 10 y 60 minutos. La actividad cerebral es rápida y de baja amplitud, pareciéndose más a la que presentamos en vigilia. Sin embargo, hay una importante diferencia respecto a la vigilia, y es que en este caso la actividad no es provocada por estímulos externos percibidos a través de los sentidos, sino por los sueños que tienen lugar en esta fase. Estos sueños aparecen en forma de narración, con un hilo argumental aunque sea absurdo, tienen un fuerte componente visual y suelen estar cargados de contenidos emocionales. En esta fase el sistema reticular activador (SRA) no envía señales motoras a los músculos para evitar movimientos relacionados con los sueños (hipotonía fisiológica). Sin embargo, no se inhiben las señales motoras a los músculos oculares. Además, la respiración se vuelve rápida, el ritmo cardíaco se acelera mínimamente, aumenta la presión arterial, la temperatura, la secreción de jugo gástrico del estómago, aumenta el consumo de oxígeno por parte del cerebro e incluso es posible sentir excitación sexual (poluciones nocturnas). También se denomina sueño paradójico porque a pesar del aumento de la actividad fisiológica, los músculos se encuentran relajados (excepto para algunas contracciones musculares menores). Por norma general, el primer REM es corto y se va alargando progresivamente en los siguientes ciclos del sueño. Por este motivo, cuánto más tarde nos levantamos, más probabilidades tenemos de recordar los sueños, puesto que recordamos los sueños cuando nos despertamos en esta fase. Aunque no siempre lo recordemos, siempre soñamos. Esta fase sirve para conseguir la <u>recuperación mental</u>, de adaptación e integración psicológica. Soñar forma parte natural de la regeneración de nuestro cerebro, nos ayuda a desarrollar la intuición, liberar nuestros deseos, miedos, ideas y esperanzas, y suelen estar ligados a la experiencia y preocupaciones. Es vital soñar, pues de ello depende la reestructuración de nuestra memoria y capacidad para recordar y mantener sanas las aptitudes psicológicas que aprendemos durante el día. El hecho de que la cantidad de sueño REM cambie a lo largo del ciclo vital, de modo que los bebes y niños tengan más sueño de este tipo que los adultos, y estos que los ancianos, parece confirmar esta hipótesis, ya que participaría en funciones de reorganización neuronal y aprendizaje. Los recién nacidos y bebés pasan cerca de la mitad de su tiempo durmiendo en REM, desde los 2 años de edad en adelante se pasa cerca del 25 % en sueño en REM y los adultos de mayor edad pasan progresivamente menos tiempo en esta fase REM[3,17,18,22,23].

En esta fase ocurren las pesadillas, descritas como sueños de contenido terrorífico. Son más frecuentes en la infancia aunque también pueden presentarse en la edad adulta. Aumentan su frecuencia y severidad las situaciones de estrés y los episodios traumáticos. Además, están relacionadas en ocasiones con algunas enfermedades tanto psicológicas como médicas, e incluso con la toma de algunos fármacos (como algunos antidepresivos, hipnóticos, antiparkinsonianos, antibióticos, analgésicos y estatinas, entre otros)[25].

Estas fases descritas NREM y REM se suceden en ciclos, produciéndose una media de 4-5 ciclos por noche, pasando cada ciclo por todos los estadios[23]. Por añadidura, el estadio 4, que es la de sueño más profundo, aumenta cuando ha existido un exceso de actividad física durante las horas de vigilia. Además, hay un aumento del sueño REM como consecuencia de una mayor actividad intelectual durante la vigilia[26]. Por otro lado, a medida que avanza la noche, la cantidad de tiempo que se pasa en las etapas más profundas del sueño NREM disminuye y la cantidad de tiempo que pasa en REM y las fases más ligeras NREM aumenta. De esta manera, ser consciente de nuestro propio ciclo de sueño puede ayudarnos a planear con eficacia nuestro horario de sueño. Por ejemplo, sería una mala idea programar una siesta de una hora, ya que es muy probable que nos despertemos por la alarma en la fase NREM 3 o 4, en el que sin duda nos sentiremos mucho peor que antes de la siesta. El mejor tiempo para una siesta sería de alrededor de 20 minutos para asegurarnos de que no vamos más allá de la etapa NREM 1 o un poco más de una hora para que nos despertemos durante el sueño REM después de un ciclo completo[22]. La interrupción del sueño de forma repetitiva produce alteraciones, puesto que si se interrumpe el ciclo, este no vuelve a empezar donde estaba, sino que empieza de nuevo, dificultando el sueño reparador[23].

4 TRASTORNOS

Los trastornos del sueño se originan por alteraciones en la organización de los ciclos de vigilia-sueño. Pueden producirse a causa de trastornos primarios del sistema nervioso central (que controla el ritmo de esos ciclos circadianos) o por trastornos secundarios a diversas enfermedades[23].

Aproximadamente el 10-30% de la población general padece trastornos del sueño, y asciende a 45% en la población anciana. Con el envejecimiento, el sueño sufre importantes cambios cualitativos y cuantitativos en su estructura[16].

4.1 TIPOS DE TRASTORNOS DEL SUEÑO

Los trastornos del sueño más frecuentes son los siguientes:

- Insomnio: Se define como «la alteración en la conciliación del sueño, despertares frecuentes, despertar precoz e incapacidad para volver a dormir o sueño no reparador». El insomnio verdadero no es la dificultad ocasional para dormir que se experimenta cuando se está ansioso o alterado, sino cuando se presenta una sensación subjetiva de haber dormido poco o mal durante la noche, produciéndose un malestar significativo, cansancio diurno y/o cambios en el carácter como irritabilidad o deterioro de la actividad diurna y alteraciones en otras áreas de la persona (individual, laboral o social). El insomnio tiene una incidencia muy elevada en la población general (entre el 10% y el 30% de los adultos, más predominante en mujeres). Existen dos tipos de insomnio:
  - Transitorio: Insomnios reactivos, de una duración inferior a

3 semanas, relacionados con una causa determinada (viajes, dolor por enfermedad, tensión psicológica, etc.).

- Permanente: Persiste durante meses o incluso años (aunque puede tener unas manifestaciones irregulares). Depende de multitud de factores: como psicofisiológicos, cognitivos, orgánicos, psiquiátricos, conductuales, los ambientales, etc.[16,23].

- Hipersomnia: Su característica principal es la presencia de una somnolencia excesiva durante al menos un mes. Sus síntomas son episodios prolongados de sueño y episodios de sueño diurno diarios. La somnolencia excesiva debe ser de suficiente gravedad como para provocar malestar clínicamente significativo o deterioro social, laboral o de otras áreas importantes del funcionamiento del individuo; además, el trastorno no aparece en el transcurso de otro trastorno del sueño ni mental y no es consecuencia de efectos fisiológicos directos, o de ninguna sustancia, ni de ninguna enfermedad[27].

La duración del sueño principal oscila entre 8 y 12 horas, produciéndose además somnolencia creciente a lo largo de un período de tiempo determinado. En situaciones de baja estimulación o actividad, se producen escenas de sueño no intencionado[27].

El sueño y la dificultad para levantarse suelen producir problemas a la hora de cumplir con las obligaciones diarias. Se produce una pobre concentración y un déficit de memoria, al igual que un reducido estado de alerta. Aproximadamente el 5-10% de los individuos que acuden a los centros especializados en trastornos del sueño con quejas de sueño diurno excesivo es diagnosticado de hipersomnia[27].

- Narcolepsia: Se trata de la aparición repentina e irresistible de sueño reparador durante la vigilia, definido como crisis de sueño periódicas y abrumadoras. Suelen durar unos cinco minutos, pero pueden ocurrir en los momentos más inoportunos. En casos graves, la persona puede sumergirse en un periodo breve de sueño REM con su correspondiente pérdida de tensión muscular. Se presenta habitualmente en adolescentes y adultos jóvenes y la incidencia en la población general es de 0'6% afectando por igual a hombres y a mujeres. Además, existe un componente genético importante. La narcolepsia es considerada un síndrome en el cual se incluyen diferentes entidades, entre las que está la cataplejía, consistente en una pérdida súbita de tono muscular que impide al paciente moverse normalmente (en algunos casos el sujeto cae al suelo), con mantenimiento del nivel de consciencia. Cuanto mayor sea el nivel y el mantenimiento de la cataplejía, más grave será el trastorno. Algunos trastornos como alucinaciones hipnagógicas (percepciones irreales) y parálisis del sueño (imposibilidad de mover todo o parte del cuerpo justo antes de dormir o al despertar) son característicos de la narcolepsia[23,28].

- Trastornos relacionados con la respiración.

Entre ellos se encuentra el síndrome de apnea obstructiva del sueño, que es la interrupción del sueño nocturno a causa de una alteración en la ventilación pulmonar. Se producen apneas respiratorias que conducen a un aumento de la activación, y como consecuencia la interrupción continuada de los ciclos de sueño. El principal síntoma que manifiestan estas personas es una somnolencia diurna importante, que genera dificultad para mantenerse despierto durante las actividades diarias o en situaciones de relajación. Además, se producen dificultades de concentración y atención, alteraciones en el humor y la sensación de no haber tenido un sueño reparador[23].

Cuando la apnea es severa, aumenta el riesgo de enfermedades como la hipertensión arterial (más del 40% de los pacientes), riesgo de cardiopatía isquémica y de accidentes cerebrovasculares. El riesgo de padecer este trastorno aumenta con la edad, con valores máximos a partir de los 50 años. Y el sobrepeso es un factor predisponente para padecer este tipo de trastorno. Por último, es una enfermedad mayoritariamente masculina, aunque a partir de la menopausia aumenta la incidencia en mujeres[28].

- Trastornos del ritmo circadiano.

Se caracterizan por un sueño desestructurado, el cual obedece a una deficiente sincronización del sistema circadiano endógeno (nuestros propios ritmos circadianos) y el horario socialmente aceptado para dormir[27].

Los tipos de trastorno de ritmo circadiano más frecuentes son los siguientes:

- Síndrome del cambio rápido de zona horaria (Jet Lag): Producido por una desincronización entre el patrón endógeno del individuo y el predominante en un lugar con una hora cronológicamente ambiental diferente.

– Cambios de turno de trabajo: Cuando el individuo es forzado a permanecer despierto sistemáticamente durante su tiempo normal de sueño. Ocurre en personas que tienen turnos cambiantes de trabajo.

– Síndrome de retraso o adelanto de la fase del sueño: Ciclo sueño-vigilia endógeno retrasado o adelantado según las demandas de la propia sociedad. Dificultad para dormir y levantarse según el horario social adecuado[27].

• Parasomnias.

Son aquellos trastornos del sueño que implican movimientos anormales, comportamientos, emociones y percepciones que se producen mientras se queda dormido, durante las fases del sueño, o durante la privación del sueño. Son más frecuentes en niños, aunque pueden persistir hasta la edad adulta, en la que tienen un mayor significado patológico[28].

– Del despertar del sueño NREM:

o Sonambulismo: Episodios repetidos en los que el sujeto se levanta de la cama y camina durante el sueño. Generalmente el sujeto anda con los ojos abiertos y la mirada fija, además evita obstáculos, aunque se suelen producir accidentes importantes. Es una alteración frecuente, sobre todo en la infancia, y aproximadamente un 15% de la población ha protagonizado un episodio de este tipo. La mayor frecuencia se da a los 11 años de edad y no se encuentran diferencias en cuanto al sexo. El individuo solo se puede despertar con mucha dificultad y suele permanecer en un estado de confusión[23,27,28].

o Terrores nocturnos: Trastorno en el que el sujeto se despierta rápidamente de su sueño aterrorizado; en algunas ocasiones gritando, asustado y confundido, y en otras puede llegar incluso a golpear violentamente los objetos situados a su alrededor de forma inconsciente. En ese momento suele presentar pupilas dilatadas, frecuencia cardíaca rápida y respiración acelerada. No van acompañados de actividad onírica, son más frecuentes durante la infancia y no se recuerdan[23,27].

Los antecedentes familiares de este trastorno, el desarrollo inmaduro del cerebro o la fiebre o falta de sueño pueden ser factores causantes de este tipo de episodios. Alrededor de un 40% de la población ha tenido en su infancia algún episodio de terror nocturno, pero pocos se repiten en la edad adulta. La edad más sensible a este tipo de trastorno es entre los 10 y los 12 años. En los adultos, sufrir este tipo de trastorno podría revelar problemas emocionales u otros problemas de personalidad[27].

– De la transición sueño-vigilia.

o Somniloquios: Son verbalizaciones durante el sueño en las que el sujeto emite desde palabras aisladas hasta discursos completos con mayor o menor grado de comprensión, incluyendo vocablos ininteligibles o conversaciones elaboradas. Se trata de un fenómeno inocuo, frecuente en la infancia y asociado a ensoñaciones del sueño NREM en el que el sujeto sufre amnesia del episodio y no recuerda nada al despertar. No requiere tratamiento[23].

– Asociadas al sueño REM.

o Pesadillas: Se describen como sueños de contenido terrorífico, ocurridos generalmente durante el sueño REM, que acaban por despertar al individuo y se recuerdan. Es un trastorno más prevalente en niños, entre el 10% y el 50% de los niños en edades comprendidas entre los 3 y los 6 años sufren de pesadillas. Estas también pueden producirse en la edad adulta, vinculadas a enfermedades físicas o psicológicas y a la ingesta de fármacos. Las situaciones de estrés acrecientan su aparición. En el tratamiento se utilizan las técnicas de relajación y de enfrentamiento[28].

Las pesadillas son graves cuando existen desde hace mucho tiempo u ocurren a menudo, provocando un malestar creciente en el ámbito laboral o escolar, además de un deterioro social, familiar o de otras áreas importantes del sujeto[27].

– Otras

o Síndrome de piernas inquietas: Es un trastorno sensitivo y motor en el que el paciente refiere un deseo incontrolable de mover las extremidades (principalmente son las piernas) y que está normalmente acompañado de sensaciones desagradables que se alivian cuando dichas extremidades son movidas. Comienza principalmente en las noches y en los estados de reposo, afectando de esta manera a la calidad de vida del individuo. La prevalencia oscila entre el 5-13% de la población general. Existe un aumento de la mortalidad en los pacientes con comorbilidad con enfermedades renales[29]. El trastorno puede aparecer a cualquier edad, aunque es más frecuente a partir de los 40 años y afecta tanto a hombres como a mujeres[28].

o Bruxismo: Trastorno que se caracteriza por actividades rítmicas de los músculos de la masticación y que llegan a producir desgaste dentario. Las personas dormidas que padecen este trastorno suelen levantarse con dolores de mandíbula. Este síndrome está relacionado con los problemas de estrés y anatómicos[28].

o Trastorno del sueño inducido por medicamentos/sustancias: Ciertas sustancias estimulantes del SNC como la cafeína, nicotina, opiáceos, etc., se aconsejan que se suspendan para evitar episodios de trastornos del sueño. Otras sustancias farmacológicas que podrían estar asociadas a estados de ansiedad serían los corticoides, los esteroides y el abuso de las benzodiacepinas y de los analgésicos o hipnóticos[30].

4.2 TRATAMIENTO EN LOS TRASTORNOS DEL SUEÑO

La necesidad de tratamiento dependerá de la gravedad de los síntomas, la repercusión que estos tengan durante el día o la generación de enfermedades físicas o psiquiátricas causadas por las alteraciones del sueño.

- En el caso del insomnio, se deben tomar unas medidas básicas independientemente de la adopción de otras medidas terapéuticas como la psicofarmacología (hipnóticos). Es aconsejable tomar las siguientes medidas:

    - Realizar ejercicio físico moderado durante el día, pero no antes de acostarse.
    - No dormitar durante el día.
    - Desde media tarde, intentar evitar el consumo de café, bebidas con cafeina, tabaco, alcohol y otras drogas psicoactivas.
    - Cenar unas dos horas antes de acostarse y no hacerlo copiosamente.
    - Realizar técnicas de relajación (inducen al sueño y atenúan la

ansiedad): Lecturas intrascendentes.

- Beber un vaso de leche o tomar un trozo de queso antes de acostarse puede ser beneficioso pues (el triptófano es un aminoácido inductor del sueño).
- Acostarse siempre a la misma hora.
- No permanecer en la cama más de 8 horas.
- Utilizar el dormitorio tan solo para dormir. Mantener la habitación oscura, a una temperatura adecuada y sin ruidos. Utilizar una cama confortable y ropa cómoda.
- No beber líquidos cuando ya se vaya a ir a la cama.
- Intentar no administrar diuréticos en la cena.
- Intentar evitar la administración de alguna medicación durante la noche.
- Si después de 30 minutos no se consigue dormir, es preferible levantarse, realizar alguna actividad y acostarse una hora después.
- En casos extremos, psicoterapia[16,23].

La utilización de hipnóticos o sedantes debería reservarse para casos de difícil solución, dado que generan dependencia, problemas de somnolencia diurna, de memoria y de concentración.

- En los casos de narcolepsia es importante seguir un horario de sueño regular, evitando tanto el alcohol como fármacos depresores del sistema nervioso central. Realizar ejercicio físico, siestas cortas y dormir más por las noches son consejos para frenar o disminuir los episodios de narcolepsia. Los fármacos estimulantes para la somnolencia excesiva durante el día y oxibato sódico junto a fármacos inhibidores de la serotonina son utilizados para el tratamiento farmacológico de la cataplejía, la parálisis del sueño y las alucinaciones hipnagógicas[28].

- Centrándonos en la apnea obstructiva, conviene llevar a cabo las siguientes medidas generales de prevención: disminución de peso, intentar no dormir sobre la espalda, evitar el alcohol, los tranquilizantes o el tabaco y realizar ejercicio moderado por el día. En cuanto a los tratamientos quirúrgicos se resumen en corrección del tabique nasal, resección de pólipos o resección del paladar blando. Todas las intervenciones quirúrgicas dependen del tipo de anomalía concreta que se presente. El tratamiento con presión positiva de aire a través de mascarillas es utilizado para los casos más graves[28].

- En el caso de niños con somnambulismo, es aconsejable indicar a los padres que cierren ventanas y puertas (y que el niño no las pueda abrir). En caso de que se encuentren al sonámbulo en deambulación, acompañar de vuelta a su cama guardando la calma, y no es necesario despertarlo, puesto que se encuentra en la fase de sueño no profundo y es difícil que se despierte[23].

- Los terrores nocturnos suelen estar relacionados con patrones de sueño irregulares o situaciones de cansancio y estrés. Implantar unos sistemas regulares para levantarse y acostarse, mantener adecuados hábitos alimenticios, practicar ejercicio y evitar excitantes como el café junto a disponer un entorno adecuado para realizar la actividad del sueño ayudará a combatir los terrores nocturnos. Además, es aconsejable evitar programación televisiva violenta o de terror[27].

- En el caso de niños que sufren pesadillas, suele tener buenos resultados evitar sustos y programación violenta, e intentar que el niño realice actividades de relajación por las tardes. En los adultos, al estar las pesadillas normalmente relacionadas con enfermedades psicológicas o médicas, podría ser conveniente controlar la ingesta de fármacos, ya que algunos también están relacionados con la aparición de pesadillas[27,28].

- Por último, en el síndrome de piernas inquietas, es sumamente importante mantener un horario de sueño regular evitando los antihistamínicos, así como ciertos sedantes y antidepresivos. Al ser un trastorno de curso crónico y progresivo, se planteará un tratamiento farmacológico[28].

5 CONSECUENCIAS

Existe una correlación entre el tamaño de un animal y el tiempo que pasa durmiendo. Por ejemplo, los animales de gran tamaño (como el caso del elefante), apenas duermen unas tres horas al día. Sin embargo, los gatos pueden llegar a dormir más de doce. Por su parte, el hombre adulto necesita unas ocho horas de sueño, lo cual quiere decir que la intensidad del metabolismo de un individuo es una variable determinante en la cantidad de horas que necesita dormir[31].

Es interesante saber que no todas las personas de la misma edad necesitamos la misma cantidad de sueño, existen personas que solamente necesitan unas cuatro horas de sueño al día para funcionar adecuadamente, mientras que otras podrían necesitar más de diez horas. También existen personas que solo pueden dormir de noche, mientras que otras utilizan las horas de siesta durante el día para reponer fuerzas[32]. Por otro lado, esta variabilidad también queda demostrada con la edad, ya que los bebés, los niños, los adultos y los ancianos necesitan distintas horas de sueño tal y como vimos en apartados anteriores.

Hoy en día, la privación de horas de sueño es frecuente en nuestras vidas: las exigencias laborales y el estilo y ritmo de vida actual entre otros, hacen que muchas personas sufran una privación crónica del sueño. Diferentes comparativas encuentran que actualmente existe una reducción del tiempo total de sueño en los jóvenes respecto a épocas pasadas, por lo tanto parece claro que tendemos a perder horas de sueño[33].

5.1 A CORTO PLAZO

Una persona que lleva más de 24 horas sin dormir, generalmente se mostrará torpe e irritable, además se cansará o se acelerará a causa de la adrenalina. Tras 48 horas sin dormir, la persona tendrá serios problemas para lograr una concentración óptima y no será capaz de realizar las tareas cotidianas normalmente. Tras varias noches de ausencia de sueño, la persona comenzará a padecer alucinaciones y a perder el contacto con la realidad. La falta de sueño también provoca una reducción de las habilidades de pensamiento constructivo y de inteligencia emocional[34].

La falta de sueño a corto plazo afecta a la alerta diurna, que se ve mermada a causa de la excesiva somnolencia, y al sistema inmune. La primera se ve reducida hasta un 32% solo con una hora y media menos de sueño de aquello que nuestro cuerpo necesita. El pensamiento y el procesamiento informativo se verán mermados debido a la falta de sueño, y se irá incrementando a medida que aumente el período de privación de sueño[34].

Recientemente también se ha demostrado que hasta los periodos cortos de falta de sueño (<24h) afectan significativamente a la neurogénesis (la formación de neuronas maduras a partir de células precursoras en el cerebro adulto)[13].

5.2 A LARGO PLAZO

Diferentes estudios han demostrado que los periodos cortos de sueño afectan negativamente al metabolismo de los carbohidratos y a la función endocrina. Y ambos procesos son fundamentales para un correcto envejecimiento, por lo que una privación continuada de horas de sueño podría aumentar la gravedad de aquellos trastornos y problemas crónicos asociados a la edad[33].

Otras consecuencias de una falta de sueño a largo plazo serían: presión arterial elevada, problemas cardíacos, apoplejía, depresión y otros trastornos del humor, deficiencia mental y obesidad. La obesidad y el sueño están estrechamente relacionados ya que la falta de sueño puede aumentar el hambre y afecta al metabolismo. Además, esa misma obesidad también afecta al sueño, causando apnea en algunos casos[34]. En relación con la obesidad, adultos y niños con un sueño inferior a 7 horas durante la noche, pueden presentar un aumento del índice de masa corporal (IMC)[35].

También existe una relación entre horas de sueño y la posibilidad de sufrir diabetes. Un estudio encontró que los adultos de mediana edad que admitían tener unas cinco horas o menos de sueño al día tenían 2'5 veces más probabilidades de sufrir esta enfermedad. La diabetes también se conecta de cerca a la obesidad, y el riesgo creciente de diabetes se puede asociar a los cambios del peso observados en la privación del sueño[35].

Las alteraciones del sueño afectan claramente al rendimiento en distintas tareas cognitivas dependiendo de la cronicidad de la alteración y de la cantidad de «deuda de sueño» acumulada. Los estudios realizados parecen indicar que las privaciones crónicas del sueño traen consigo cierto nivel de adaptación, ya que las personas paulatinamente sufren menor sensación de fatiga, somnolencia o alteraciones del humor que con la privación aguda del sueño. La memoria también se vería afectada por la falta de sueño[13].

5.3 PRIVACIÓN DE SUEÑO EN LOS NIÑOS

En todas las personas se observan claros efectos de la falta de sueño asociada a la existencia de algún trastorno. Dichos efectos en niños van desde la disminución de la productividad intelectual, con las consecuencias posibles en términos de rendimiento escolar precario, irritabilidad, cambios en las relaciones sociales y mayor inclinación hacia la adopción de conductas adictivas[36].

Otras consecuencias de la falta de sueño se producen a largo plazo. En la niñez y en la adolescencia pueden verse alterados además los procesos fisiológicos concernientes a la presión arterial y a la función hormonal. La falta de sueño también está vinculada con la pérdida de eficiencia y capacidad de concentración. El aumento de peso, diabetes, abuso de medicamentos y la depresión también pueden darse ante la privación de sueño[36].

Los cambios de humor, la fatiga, la falta de concentración y la desorientación son algunos de los principales síntomas de un incorrecto sueño en los niños. Otros tantos son la pérdida de atención, hiperactividad, distorsiones perceptuales, la irritabilidad, enlentecimiento cognitivo, microsueños diurnos y pérdida de velocidad en el cálculo[37].

En cuanto a las consecuencias corporales y fisiológicas destaca la alteración en los niveles circulatorios de hormonas de crecimiento y el aumento del apetito debido a una menor concentración de Leptina y a una mayor liberación de Grelina, hormonas que activan el apetito y que también se ven afectadas por la falta de sueño. El sistema neurológico e inmune también se ven mermados por una falta de sueño prolongada durante la infancia[37].

En relación a los adolescentes, algunos estudios establecen que casi un 60% de los chicos entre 12 y 15 años se sienten cansados debido al sueño insuficiente o a la incapacidad para dormir, lo que sin duda afecta al rendimiento escolar, a la calidad de vida y a la posibilidad de sufrir accidentes. En los niños puede apreciarse labilidad emocional debido a dicha falta de sueño, junto con agresividad, irritabilidad y baja tolerancia a la frustración, entre otras alteraciones[36].

5.4 PRIVACIÓN DE SUEÑO EN ANCIANOS

Las personas ancianas son muy dadas a padecer trastornos del sueño, padeciendo sus correspondientes efectos. El conocimiento de dichos trastornos y efectos es sumamente importante debido al crecimiento de este grupo de población en las sociedades occidentales. Los trastornos del sueño vinculados a la población anciana se agravan con la aparición de la demencia, muy vinculada a este grupo poblacional[38].

En un estudio realizado por González et al., se encuentra que las personas ancianas con menos de 6 horas de sueño al día puntúan en un 29'5% como posible caso psiquiátrico. Dicho porcentaje se reduce en un 15'3% en los sujetos ancianos que duermen más horas[39].

Otros estudios con muestras de personas mayores encuentran que un porcentaje alto padecían una excesiva somnolencia diurna. Los sujetos ancianos que dormían siestas normalmente admitían también padecer problemas con el sueño nocturno, síntomas depresivos, el sobrepeso y empeoramiento funcional. Sin embargo, muchos factores influyen en la aparición de los anteriores síntomas descritos, como son la duración de las siestas o la privación de sueño anterior. Según Asplund, el hábito de una siesta breve entre ancianos reduce hasta un 30% el riesgo coronario[39].

Por tanto, es importante conocer la importancia del sueño en todas las edades y etapas de nuestra vida, ya que cuidando nuestro sueño, mejoraremos nuestra calidad de vida y nuestra salud.

6 METODOLOGÍA

La gran contribución de Virginia Henderson a la enfermería fue fruto de su acertada definición de la profesión: «La función propia de la enfermería es atender al individuo, sano o enfermo, en la realización de aquellas actividades que contribuyen al mantenimiento de la salud o a su recuperación (o a evitar padecimientos a la hora de la muerte), actividades que él realizaría sin ayuda si tuviera la fuerza, la voluntad o el conocimiento necesarios. Igualmente corresponde a la enfermera cumplir esta misión de tal manera que ayude al enfermo a independizarse a la mayor brevedad posible». Por lo tanto, por cuidados básicos de enfermería, Henderson se refiere a ayudar a los pacientes en las actividades que cubren las 14 necesidades básicas o a proporcionarles los conocimientos para que puedan llevarlas a cabo sin ayuda. Estos cuidados se proporcionan según tres niveles de relación, clasificados desde una relación muy dependiente a una completamente independiente, considerando a la enfermería como:

- Sustituta del paciente
- Ayuda para el paciente
- Compañera del paciente[1,40]

A la hora de atender a los pacientes, la metodología enfermera o proceso de atención de enfermería (PAE) es considerada un estándar de calidad de la práctica profesional. La metodología fue definida por Marjory Gordon como un «método de identificación y resolución de problemas»; y por A. Berman y S. Snyder, como «un método racional y sistemático de planificación y provisión de asistencia de enfermería individualizada». El proceso enfermero está formado por una secuencia de cinco etapas:

- Valoración: De los signos y síntomas del paciente.
  - Obtención de datos

- Validación de datos
- Organización de los datos
- Diagnóstico: O identificación de los problemas que son específicos de la competencia enfermera.
  - Análisis de datos
  - Identificación de problemas
  - Formulación de problemas
- Planificación: Se elabora el plan de cuidados adecuado con base en los diagnósticos de enfermería.
  - Priorización de problemas
  - Establecimiento de objetivos
  - Selección de acciones
- Ejecución: Es la etapa de puesta en práctica del plan de cuidados.
  - Favorecer la relación de ayuda
  - Planificación de la acción
- Evaluación: De los resultados obtenidos tras la ejecución profesional.
  - Valoración del paciente
  - Comparación de datos actuales con los objetivos
  - Modificación del plan (si se precisa)[1,40]

6.1. VALORACIÓN

Con el desarrollo de la disciplina enfermera, se han formulado modelos teóricos que proponen un modelo de valoración específico con el que analizar la situación clínica del paciente desde su perspectiva teórica. Uno de los modelos de valoración de enfermería más reconocidos y difundidos en el entorno clínico es el de las necesidades humanas fundamentales de Virginia Henderson. Y como ya hemos mencionado anteriormente, Henderson definía a la persona como un todo complejo que presenta 14 necesidades fundamentales, entre las que se encuentra la necesidad del sueño y descanso:

- Respiración: respirar normalmente.
- Alimentación: comer y beber adecuadamente.
- Eliminación: eliminar por todas las vías corporales.
- Movimiento: moverse y mantener posturas adecuadas.
- Sueño y descanso: dormir y descansar.
- Arreglo personal: escoger ropa adecuada.
- Temperatura corporal: mantener la temperatura corporal dentro de límites normales, adecuando la ropa y modificando el ambiente.

- Higiene: mantener la higiene corporal y la integridad de la piel.
- Seguridad: evitar los peligros ambientales y lesionar a otras personas.
- Comunicación: comunicarse con los demás expresando emociones, necesidades, temores u opiniones.
- Creencias: rendir culto según las propias creencias.
- Crecimiento personal: trabajar de tal forma que la labor tenga un sentido de realización personal.
- Entretenimiento: jugar y participar en actividades creativas.
- Aprendizaje: aprender, descubrir o satisfacer la curiosidad que conduce a un desarrollo normal y a utilizar los medios sanitarios existentes[1,40].

El objetivo de la valoración de enfermería es identificar las necesidades del paciente para establecer los cuidados de enfermería. En el ambiente hospitalario, la valoración inicial de enfermería debe realizarse en las primeras 24 horas tras el ingreso. En la valoración se recogen los datos de manera ordenada y sistemática, los cuales nos permiten conocer y analizar lo que realmente le sucede al individuo, familia o comunidad que se estudia en relación a la necesidad que queremos valorar, que en este caso es el sueño y descanso[1].

6.1.1. OBTENCIÓN DE DATOS

La obtención de la información exige recoger los datos (signos y síntomas) a través de fuentes directas o indirectas y mediante un examen clínico compuesto por una entrevista clínica o anamnesis, una exploración física y exploraciones complementarias. En la necesidad del sueño y descanso, los términos que debemos valorar son el descanso, el sueño y el ritmo circadiano. Los factores que influyen en esta necesidad son: edad, ejercicio, hábitos ligados al sueño, ansiedad, medicación actual, alimentación y horario de trabajo[1,40].

- Entrevista clínica

Es recomendable realizarla atendiendo a unos factores ambientales adecuados (buscar un momento y lugar apropiados donde exista una buena temperatura e iluminación, asegurar la comodidad del paciente y garantizar su intimidad), asegurando una correcta comunicación enfermera-paciente (explicar el objetivo del procedimiento al enfermo y emplear mensajes comprensibles utilizando todo un lenguaje adecuado para el paciente) y utilizando técnicas de entrevista, siendo aquellas técnicas verbales las más utilizadas. En relación a las técnicas de entrevista, está indicado comenzar con preguntas abiertas que permitan a la persona hablar de su problema principal e ir concretando conforme se precisa focalizar la información con unas preguntas cerradas. Además, evitaremos los juicios que conducen a suposiciones erróneas y aquellas preguntas que condicionan la respuesta, debemos tener en cuenta que respetar los silencios permitirá dar confianza y tiempo al paciente para que elabore el mensaje que quiere transmitir y debemos manejar adecuadamente las técnicas no verbales, que a menudo transmiten un mensaje más eficaz que las verbales (la expresión facial, el tono de voz, el tacto, la postura, el silencio y la forma activa de escuchar)[1].

En la entrevista debemos recoger la información de: la pauta normal de sueño en el estado saludable, pauta de sueño actual, historial médico, medicación actual, acontecimientos vitales, estado emocional y mental, rituales para irse a dormir y entorno, registro sueño-vigilia y conducta durante los períodos en que está despierto. Debemos tener en cuenta que todo aquello relacionado con el sueño es muy subjetivo y solo el propio individuo puede decir si se encuentra descansado o no. La entrevista debe incluir preguntas como:

- ¿Cuál es su patrón y tipo habitual de sueño? (como horas, horario, duración, las siestas, si se despierta por la noche, necesidad de levantarse durante la noche, sueño profundo, si se despierta con estímulos suaves o no), ¿Le resulta suficiente y reparador?
- ¿Cuánto tiempo necesita habitualmente para conciliar el sueño?
- Habitualmente ¿duerme solo o acompañado?
- ¿Cómo influencian las emociones en la necesidad de dormir y descansar? (En situaciones de estrés, ansiedad, modificaciones de peso, constantes vitales, etc.)
- ¿Existen actualmente cambios en el entorno, en su situación y hábitos, que modifiquen o alteren su patrón de sueño? Especificar cuáles y cómo.
- ¿Sabe cómo reducir o controlar las tensiones y el dolor?
- ¿Qué hace normalmente cuando necesita descansar? (Leer, dormir, relajarse, etc.), ¿Hay algo que interfiera en su descanso en este momento?
- ¿Utiliza algún medio con el fin de facilitar el sueño? (Masajes, relajación, música, entretenimiento, lectura)
- ¿Qué sentido tiene para Ud. dormir? (como rutina, obligación, placer, relajación, evasión, compensación)
- ¿Tiene sueños/pesadillas cuando duerme?
- ¿Utiliza algún medicamento para poder dormir o para estimularse? ¿Conoce sus efectos?
- ¿Cuánto tiempo diario utiliza para el reposo/descanso? ¿Dónde? (Trabajo, casa, entorno social, bar, masajista)

- Qué tipo de actividades realiza cuando está despierto?
- ¿Considera que debo saber algo más y que no le he preguntado?[6]

- Examen físico-comportamental y observación del entorno.
Los puntos de referencia para observar la satisfacción de esta necesidad son:

  - Signos físicos: temblor de manos, enrojecimiento de la esclerótica, expresión vacía, ojeras, bostezos frecuentes, cambios en la postura, nistagmus leve, ptosis palpebral.
  - Quejas verbales de no sentirse descansado.
  - Aumento o disminución del sueño.
  - Sueño interrumpido (pesadillas, sonambulismo).
  - Dificultad a conciliación, apnea del sueño, bruxismo, hipersomnia, insomnio intermitente, insomnio terminal.
  - Nivel de ansiedad/estrés, concentración y atención disminuidos, confusión, incoordinación, respuesta disminuida a estímulos, falta de energía, fatiga, agotamiento físico o psicoemocional, dolor, inquietud, laxitud, cefaleas, etc.
  - Cambios en la conducta y/o en el desempeño de las funciones (irritabilidad creciente, agitación, desorientación, letargo, apatía).
  - Alteraciones en el hábito y/o en los patrones de sueño o hábitos de inducción inadecuados.
  - Informes verbales u observación de los signos indicadores de dolor experimentado durante más de seis meses.
  - Expresión facial de dolor.
  - Sedación.
  - Conductas de cuidados inadecuadas en relación con el reposo o el sueño por parte del cuidador principal.
  - Condiciones del entorno que ayudan/impiden la satisfacción de esta necesidad (sonidos, luz, temperatura, adaptación de la cama, colchón, almohada o ropa, a la talla o situación de la persona)[6].

- Exploraciones complementarias.
Datos de laboratorio, diagnóstico por la imagen, electroencefalograma, electrooculograma, electromiograma, entre otros[6].

6.1.2. VALIDACIÓN DE DATOS
Consiste en verificar los datos obtenidos:
- Garantizando que la información sea completa.

- Garantizando que los datos objetivos y subjetivos son coherentes entre sí.
- Obteniendo información adicional.
- Diferenciando entre los datos y las inferencias.
- Evitando realizar conclusiones precipitadas[1].

6.1.3. ORGANIZACIÓN DE LOS DATOS

Una vez verificados los datos, estos serán organizados en grupos de información que facilitan el análisis ayudando a identificar patrones de salud o enfermedad. En esta ocasión hemos seleccionado el modelo de valoración de Henderson de las 14 necesidades humanas fundamentales como modelo de valoración del paciente[1].

Atendiendo a la valoración de la necesidad del sueño y descanso, pueden agruparse los datos de la siguiente manera:

- Características de Normalidad.
    - Energía:
        - o Percepción de un nivel energético adecuado.
    - Sueño:
        - o Sueño suficiente y reparador.
- Manifestaciones clínicas.
    - Energía:
        - o Apatía.
        - o Aumento de los requisitos de descanso.
        - o Agotamiento físico.
        - o Agotamiento psicoemocional.
    - Sueño:
        - o Apnea del sueño.
        - o Bruxismo.
        - o Dificultad de conciliación.
        - o Hábitos de inducción inadecuados.
        - o Hipersomnia.
        - o Insomnio intermitente.
        - o Insomnio terminal.
        - o Pesadillas.
        - o Sonambulismo.
        - o Incomodidad[6].

Virginia Henderson habla de unos conceptos clave: independencia, dependencia y autonomía. Henderson, desde una filosofía humanista, considera que todas las personas tenemos determinadas capacidades y recursos, tanto reales como potenciales. En este sentido, las personas buscan y tratan de lograr la independencia y por lo tanto la satisfacción de sus necesidades de manera constante. Cuando esto no es posible debido a una fuente de dificultad (falta de fuerza, voluntad o conocimiento), aparece un estado de <u>Dependencia</u>, que es la ausencia de actividades o la realización de actividades inadecuadas o insuficientes para conseguir la satisfacción de una o varias de las 14 necesidades, justificando aquella intervención de enfermería.

Así, se define <u>Independencia</u> como la capacidad de la persona para satisfacer por sí misma una o varias de sus necesidades básicas de acuerdo con su edad, etapa de desarrollo y situación. El modo de satisfacerlas es totalmente individual y debemos diferenciarla de lo que es <u>Autonomía</u>, condición del individuo que de nadie depende en ciertos conceptos, ya que en una persona no autónoma puede manifestar independencia si sus necesidades están satisfechas de acuerdo con su edad, etapa de desarrollo y situación. A los problemas de autonomía se les denominan diagnósticos de autonomía y con ellos no se debe utilizar la nomenclatura NANDA (North American Nursing Diagnosis Association) para su formulación ya que no son respuestas humanas que la enfermera pueda modificar, como sí ocurre con aquellos problemas de dependencia que denominan diagnósticos de independencia que coinciden con la definición de diagnóstico enfermero de la NANDA y se formulan según su nomenclatura. Es importantísimo tener en cuenta todos los factores e interrelaciones que influyen en la satisfacción de la necesidad para una valoración adecuada[1,6,40].

- Manifestaciones de independencia.

Se dice que la persona es independiente en la necesidad de sueño y descanso cuando no manifiesta signos ni síntomas de una alteración en el patrón de sueño y además no expone quejas verbales de falta de sueño y descanso. Un patrón saludable de sueño sería:

- Quedarse dormido dentro de los 30 minutos siguientes de irse a la cama.
- Dormir al menos 6 horas sin despertarse.
- Despertarse no más de dos veces durante el sueño.
- Referir que se encuentra descansado al despertarse.
- Describir factores que previenen o inhiben el sueño.
- Describir técnicas de relajación que inducen al sueño[6].

- Manifestaciones de dependencia.

Los problemas más frecuentes que aparecen cuando esta necesidad no está cubierta son:

- Insomnio: Dificultad para dormirse o de permanecer dormido. Los individuos, sea cual sea su edad, pueden de vez en cuando tener dificultad para conciliar el sueño o dormir. Este insomnio puede estar provocado por la ansiedad, por una enfermedad o un entorno inadecuado.

- Hipersomnia: Horas excesivas en el sueño. Algunos individuos pueden tener una necesidad mayor de horas de sueño durante la noche, así como los brotes de sueño durante el día. Este sueño excesivo es empleado a veces como mecanismo de defensa para escapar a las frustraciones de la vida y de la ansiedad. También pueden provocarlo desequilibrios endocrinos.

- Incomodidad: Como resultado de un estímulo físico o psicológico como el dolor, un entorno nuevo, el miedo o la ansiedad.

- Fatiga: Sensación de pesar acompañada de un gran cansancio[6].

6.2. DIAGNÓSTICOS ENFERMEROS

Como resultado de la valoración enfermera, tenemos aquella capacidad formativa y legal para emitir juicios diagnósticos que describen un problema de salud. Estos diagnósticos están reflejados en la NANDA, y su resolución completa se consigue mediante intervenciones de enfermería (reflejadas en Nursing Interventions Classification o NIC) y unos resultados esperados (reflejados en la Nursing Outcomes Classification o NOC). La NANDA define el diagnóstico enfermero como «un juicio clínico sobre las experiencias/respuestas de una persona, familia o comunidad frente a problemas de salud/procesos vitales reales o potenciales. El diagnóstico enfermero proporciona la base para aquella selección de intervenciones enfermeras destinadas a lograr los resultados de los que es responsable la enfermera». Para Virginia Henderson, un diagnóstico de enfermería es un problema de dependencia que tiene una causa que las enfermeras pueden tratar para conseguir aunque sea una milésima de independencia[1,40].

Por lo tanto, al analizar los datos recogidos en la valoración, las manifestaciones de dependencia nos van a orientar hacia el diagnóstico enfermero[1]. La taxonomía II de la NANDA describe cuatro diagnósticos pertenecientes al Dominio 4. Actividad/reposo, Clase 1. Sueño/reposo (Sueño, reposo, descanso, relajación o inactividad):

- Insomnio (00095): Diagnóstico real (*Anexo 4*).
- Deprivación de sueño (00096): Diagnóstico real (*Anexo 5*).

- Disposición para mejorar el sueño (00165): Diagnóstico de promoción para la salud (*Anexo 6*).
- Trastorno del patrón del sueño (00198): Diagnóstico real (*Anexo 7*)[6,41].

Según la situación del paciente valorado, seleccionaremos el diagnóstico que le defina. A la hora de formular el diagnóstico, como puede observarse en los Anexos 4, 5, 6 y 7, cada diagnóstico real puede estar «relacionado con» algunos factores (factores relacionados) y «manifestado por» algunas características (características definitorias). Por otra parte, el diagnóstico de promoción de la salud incluye solo la opción de «manifestado por» una característica (características definitorias). De esta manera, ya podríamos diagnosticar a un paciente, por ejemplo, de insomnio, relacionado con ansiedad y el malestar físico, manifestado por un estado de salud comprometido e informar de energía insuficiente[1,41].

6.3. PLANIFICACIÓN

En este punto desarrollaremos estrategias para evitar, reducir o corregir los problemas identificados en el juicio diagnóstico. Implica tres pasos esenciales:

- Jerarquización de problemas: Consiste en establecer las prioridades para decidir qué problema ha de atenderse con anterioridad a otro. Se suele acudir a la jerarquía de Abraham Maslow[1].

- Formulación de objetivos: Los objetivos marcados describen lo que el profesional de enfermería espera conseguir poniendo en práctica las intervenciones de enfermería. Estos pueden ser a corto o a largo plazo y siempre que se pueda deberán concertarse con el paciente. Para plantear adecuadamente un objetivo, este ha de cumplir determinados requisitos:

  − Centrarse en el paciente.

  − Ordenarse según prioridades de los problemas diagnosticados.

  − Ser realistas y alcanzables.

  − Formularse en términos de conducta observable.

Los objetivos se han clasificado en generales, intermedios y específicos. La máxima utilidad clínica está en los específicos, a los que se denomina «criterios de resultados» por ser los instrumentos más útiles para evaluar los resultados obtenidos tras la aplicación de las acciones. Es por ello que actualmente se utiliza una clasificación normalizada de los criterios de resultados, la Clasificación de Resultados de Enfermería (NOC). En los *Anexos 4, 5, 6 y 7* reflejamos algunos de los resultados más vinculados a cada diagnóstico, aunque siempre debemos adaptarnos a cada caso en concreto. Una vez seleccionado el «resultado» cuya definición describa mejor el estado, conducta o percepción del paciente que necesita ser tratado, seleccionaremos los «indicadores» que describan las respuestas del paciente medibles y que permitirán controlar su evolución. Por último, de cada indicador elegiremos dos «puntuaciones»: la primera identificará el estado actual del paciente y la segunda el estado que queremos alcanzar, es decir, el objetivo final[1,40].

• Elaboración del plan de acción. Órdenes de enfermería.

Una vez formulados aquellos objetivos, redactaremos un plan con las ejecuciones que nos llevarán a conseguirlos. El centro de intervención es la dependencia del sujeto. La clasificación desarrollada para normalizar el lenguaje con el que se expresan las acciones profesionales y facilita la prescripción de las órdenes enfermeras se denomina Clasificación de intervenciones de enfermería (NIC). En los *Anexos 4, 5, 6 y 7* reflejamos algunas «intervenciones» asociadas a los factores relacionados del diagnóstico, cuyas definiciones reflejarán cuáles son las más adecuadas para los objetivos marcados. Cada una de estas intervenciones está compuesta por diferentes «actividades» y debemos elegir las más idóneas para alcanzar los resultados esperados en cada caso[1,40].

6.4. EJECUCIÓN Y EVALUACIÓN
6.4.1 PROCESO DE EJECUCIÓN

El profesional de enfermería pondrá en marcha el plan de cuidados mediante acciones tendentes a cubrir los objetivos. En este proceso:

- Actualizaremos y repasaremos los datos relativos a la salud del paciente.
- Revisaremos el plan.
- Informaremos a nuestro paciente sobre las acciones que desarrollaremos.
- Ejecutaremos las órdenes de enfermería.
- Valoraremos la respuesta del paciente.
- Registraremos por escrito la acción ejecutada y la respuesta del paciente[1].

6.4.2. PROCESO DE EVALUACIÓN

Una vez ejecutado el plan de cuidados, identificaremos el progreso, dirigido hacia la consecución de los objetivos propuestos empleando los criterios de los resultados. Se inicia con la valoración del estado del paciente y la comparación con los objetivos fijados. Las discrepancias entre estos datos requieren la búsqueda del motivo de las mismas en un posible error cometido en alguna de las fases del proceso. Si existe discrepancia entre los objetivos fijados y los datos actuales obtenidos en la nueva valoración del paciente, la fase de evaluación continua con la modificación del plan, y solo se dará por concluido el proceso clínico cuando se hayan cumplido todos los objetivos[1].

7 CONSEJOS

Como hemos explicado ya anteriormente, el sueño es sumamente importante para mantener un estado psicológico y físico óptimo. Por ello debemos cuidar nuestros hábitos y nuestra higiene del sueño.

Existen diversos hábitos que ayudan a conseguir un sueño de calidad, entre ellos:

- Mantener horarios regulares para acostarse y levantarse.
- Mantener correctos hábitos alimentarios, evitando grasas de origen animal.
- Evitar bebidas excitantes a partir de la media tarde, como el té, café, cacao y refrescos excitantes.
- Practicar algún tipo de ejercicio de relajación (como veremos desarrollado en los próximos subapartados).
- Dar paseos o realizar ejercicio durante el día facilitará el sueño por la noche por la segregación de melatonina.
- Repetir una rutina de sueño cada noche (ponerse una ropa cómoda, lavarse los dientes, leer, etc.).
- Es importante tener un adecuado ambiente para dormir (oscuridad, silencio y temperatura correcta)[42].

Otros aspectos importantes a tener en cuenta serían evitar fumar o ingerir alcohol horas antes de irse a la cama, no realizar cenas copiosas ni ingerir grandes cantidades de líquido, controlar las variables fisiológicas, asegurarse que la cama y el colchón sean adecuados, no obsesionarse con las horas que tenemos para dormir (evitar mirar la hora del despertador), evitar hacer largas siestas durante el día e irse a la cama solo cuando se sienta sueño[43].

Por otro lado, no utilizar la cama para actividades distintas al sueño, a excepción del sexo, realizar unas actividades simples antes de dormir que favorezcan la tranquilidad del cuerpo y salir de la cama y realizar alguna actividad relajante, si no se concilia el sueño en media hora o más son otros consejos que debemos tener en cuenta[43].

En el ambiente hospitalario, el dolor y las molestias son los factores más influyentes en la conciliación del sueño. Los horarios del centro, el ambiente y su estructura son los siguientes factores más importantes. La reorganización de los cuidados durante el turno de noche, disminuyendo los estímulos podrían ayudar al aumento del sueño y/o descanso en los pacientes[44].

7.1 MANEJO AMBIENTAL E INDIVIDUAL

Para un mayor confort, es aconsejable evitar un ambiente estimulante, como ver televisión o usar tablets u ordenadores minutos antes de ir a la cama, ya que ese ambiente estimulante se dificultará a nuestro sueño y descanso. Favorecer un ambiente positivo para el descanso comienza por el silencio, tal vez no un silencio absoluto, pero sí unos sonidos suaves y predecibles van a ayudar a relajarnos. La iluminación y la oscuridad junto con una adecuada temperatura también son variables ambientales que debemos tener muy en cuenta y controlar para conseguir un correcto sueño[45].

El manipular el entorno de la persona, para facilitar una adecuada comodidad es especialmente importante, cuando la persona está en un entorno distinto al del hogar, como un hospital o una residencia. En dichos casos, debemos tener claras unas pautas para facilitar dicha transición y favorecer por ende la máxima relajación posible. Lo primero es dar una cálida bienvenida al paciente y a su familia teniendo en cuenta la ubicación del paciente, que en el caso de ser una estancia de múltiples camas debemos intentar que los compañeros tengan intereses ambientales similares. En el caso de que la necesidad del paciente sea el descanso se deberá favorecer una habitación individual siempre que sea posible. Otras pautas que se deben seguir en estos casos son proporcionar un ambiente seguro y limpio, tener en cuenta la capacidad de elección del paciente siempre que sea posible, atender sus llamadas, determinar los motivos de su incomodidad, ajustar la temperatura ambiental de la estancia, ajustar la iluminación (evitando la luz directa en los ojos), facilitar medidas de higiene y aleccionar al paciente y a sus familiares con consejos y pautas útiles de cara al manejo de lesiones y enfermedades, como el caso del insomnio. Además, para favorecer el correcto descanso debemos hacer especial hincapié a la hora de proporcionar un colchón adecuado, evitar ruidos excesivos, asegurarnos de que la cama esté limpia y sea cómoda, disminuir los estímulos ambientales que dificulten la conciliación de un adecuado descanso y proporcionar sensación de seguridad permitiendo que los familiares permanezcan en la estancia y, por otro lado, colocando el interruptor de llamada cerca de la cama del paciente[46].

7.2 TÉCNICAS DE RELAJACIÓN INDUCIDA

La Organización Mundial de la Salud (OMS) distingue entre las medicinas tradicionales, que son propias de cada cultura, y medicinas complementarias o alternativas, usadas para referirnos a las prácticas que no son parte de la tradición propia de un país o que no están integradas dentro del sistema de salud predominante. Hablamos de medicina complementaria cuando aquel tratamiento se realiza simultáneamente con un tratamiento biomédico, mientras que son alternativas cuando se reemplazan dicho tratamiento y son entendidas como prácticas que usan la estimulación del funcionamiento de las leyes naturales para aquella autorregulación del ser humano para prevenir, tratar y rehabilitar la salud de manera holística. Un claro ejemplo de terapias alternativas/complementarias podrían ser técnicas como el yoga o la meditación, la herbología, terapias manuales, etc[47].

En diversos estudios se demuestra que la relajación es uno de los métodos más usados para disminuir la ansiedad. La relajación muscular es útil no solo para tratar aquellos trastornos psíquicos, sino también para enfermedades físicas. Los grupos de relajación son incluidos dentro del proceso asistencial para las depresiones, somatizaciones y en ansiedad. Además, aquellos pacientes también se benefician del acercamiento y entrenamiento en las técnicas de relajación, ya que aumentan sus conocimientos sobre el manejo de la ansiedad, aumentan sus recursos personales, disminuyen la necesidad de recursos sanitarios y aumentan su capacidad de resolución de conflictos[48].

Existen diversas técnicas de relajación, aquí expondremos solo algunos ejemplos y tipos de técnicas y métodos que más se utilizan, considerados como terapias alternativas o complementarias para muchos profesionales de la salud.

- Relajación progresiva de Jacobson.

La relajación progresiva conlleva una relajación profunda sin demasiados esfuerzos, permitiendo poder ejercer un control voluntario de la tensión/distensión experimentada. La relajación progresiva de Jacobson favorece intensamente el reposo, permitiendo reconocer aquella estrecha conexión entre tensión muscular y estado mental en tensión, permitiendo que la persona experimente cómo para la liberación de uno, es necesario liberar al otro. La relajación progresiva tiene un carácter continuo, en el que se va alcanzando el dominio de forma gradual, no es un método breve[49].

En las partes de nuestro organismo en las que acumulamos tensión muscular son abundantes, por ello, aprender la relajación de dichos grupos musculares implica un recorrido por todo nuestro cuerpo[49].

Entre sus efectos destaca la disminución de aquellos estados de ansiedad, el alivio de la tensión muscular y la facilitación de la conciliación del sueño[49].

La relajación progresiva de Jacobson cuenta con tres fases diferenciadas:

- Fase de tensión-relajación. Que consiste en tensionar para posteriormente relajar los distintos grupos de músculos del cuerpo. Se debe tensionar varios segundos y relajar lentamente, logrando un estado de relajación muscular generalizable a todo el cuerpo.
- Revisión mental de los grupos musculares, comprobando que están relajados.
- Fase de relajación mental. Pensar en un escenario agradable y positivo para la persona. El objetivo es relajar cuerpo y mente a la vez.

Esta técnica se puede realizar varias veces al día, en algún lugar que la persona entienda como cómodo y agradable, y suele durar unos 15 minutos aproximadamente[49].

- Técnicas de yoga y meditación.

Para combatir el nerviosismo o la ansiedad, como enemigos de un buen descanso, existen diversas técnicas que promueven aquella relajación tanto mental como física, entre ellas destacan el yoga y la meditación[50].

- Meditación/ Mindfulness.

Meditar es un estado de autoobservación acrítico en el que se observa el pensamiento y el sentimiento, pero sin pensar ni involucrarse en ellos. La meditación no busca explorar nada ni llegar a ninguna conclusión, por lo tanto omite toda forma de análisis intencional y consciente. Meditar no es concentrarse en algo, sino en fluir y dejar ser. En definitiva, es un proceso de observación pasiva. Es un medio de descondicionamiento, por lo que las personas orientales la definen como el camino hacia la liberación o a la iluminación[51].

Está demostrado que la meditación disminuye la ansiedad y el estrés, que reduce la intensidad y frecuencia de pensamientos negativos, contribuyendo al desarrollo de valores positivos y a la autorrealización. Por un lado, ayuda a luchar contra el insomnio y nos permite adaptarnos mejor a determinados ambientes como el laboral. Fisiológicamente hablando, muchos estudios han demostrado que la meditación aumenta la memoria y la absorción informativa. Por otro lado, la meditación también tiene un importantísimo uso preventivo, utilizada para prevenir múltiples enfermedades como la hipertensión arterial. Además, es usada para el tratamiento de ciertas adicciones, como el alcoholismo y el tabaquismo[51].

El Mindfulness (MF) es un tipo de psicoterapia que se basa en el budismo y cada vez tiene más aceptación y uso para combatir trastornos de ansiedad, afectivos y por dolor. La focalización y concentración en el momento presente es uno de sus principales métodos. El MF puede integrarse con otras medidas psicoterapeutas[52].

Esta forma particular de centrar la atención en el momento presente consta de intencionalidad, es decir, es a propósito, como una manera de contrarrestar el funcionamiento habitual. Además, el MF tiene un carácter de constancia y una actitud ecuánime, es decir, ausente de juicios de valor (positivo, negativo o neutro) sobre la experiencia. El MF engloba la base de prácticas de meditación y contemplativas de la psicología budista, cuyo objetivo es la liberación del sufrimiento. El MF ha sido integrado en distintos contextos clínicos de investigación y educativos. Las evidencias de habilidades de MF han demostrado que es eficaz en el manejo de diversas condiciones médicas y psicológicas[53].

– Yoga.

Se ha comprobado que las prácticas frecuentes de relajación tales como meditación, yoga y técnicas de respiración, entre otros, favorecen una mejora del estilo de vida a una forma más saludable y aminoran el estrés[54].

Es casi imposible precisar el origen histórico de la práctica del yoga, pero se reconoce que es originario de la India, y se considera que su práctica se realiza desde hace más de 5000 años. Actualmente, su práctica se ha diversificado y son muchos aquellos países en los que esta práctica se ha convertido, desde ya en algo muy utilizado como una medicina alternativa/complementaria. El yoga se compone de una serie de ejercicios que nos permiten mejorar como seres humanos, acentuar la positividad y autoestima, además de acercarnos a la grandeza del universo, a la vida y al cosmos. Terapéuticamente dichos ejercicios ayudan a reducir el estrés y la ansiedad, facilitan el equilibrio neurohormonal y disminuyen la actividad simpática[55].

La práctica del yoga busca la realización personal y la cicatrización mediante la capacidad energética del propio cuerpo, a través del control de la respiración (pranayana) y posturas específicas (asanas), entre las que destacan las posturas de relajación, concentración mental (dharana) y meditación (dhyana). La transformación progresiva de la mente, la búsqueda de la realización personal y la obtención de la contemplación y renunciación son algunas de las metas que el yoga pretende conseguir[55].

Por tanto, la práctica de yoga influye de forma benéfica al organismo, facilitando una disminución de la actividad del sistema nervioso simpático, y disminuyendo los efectos inflamatorios ocasionados y acumulados por el estrés. Además no tiene efectos secundarios muy apreciables, y sí múltiples prestaciones colaterales[55].

El yoga permite recanalizar la energía por sus canales naturales mediante el uso de la relajación curativa, aliviando así tanto el dolor agudo como el crónico[56].

Por último, tanto el yoga como la meditación deben practicarse en algún lugar silencioso y cómodo, donde la persona no sea molestada.

7.3 EL CONTROL DE LA RESPIRACIÓN: LA RESPIRACIÓN ABDOMINAL Y RESPIRACIÓN MUSCULAR PROFUNDA

En los estados de ansiedad o pánico, los sujetos tendemos a respirar entrecortadamente y de una forma rápida, a esto se le conoce como hiperventilación. El resultado de este tipo de respiración suele ser sensación de ahogo, taquicardia, calor, etc.[57].

La respiración abdominal es una técnica mediante la cual se enseña al paciente a una respiración pausada y profunda, transmitiendo el aire al abdomen. El aire debe permanecer sostenido durante 5 segundos, luego se le deja salir de forma suave. Este tipo de respiración tiene como uno de sus principales beneficios la reducción del ritmo cardíaco[57].

Esta respiración muscular y profunda se consigue mediante el entrenamiento del paciente para una correcta distensión muscular al tiempo que se realiza la respiración abdominal y se orienta la atención del paciente a los diferentes grupos musculares que así, se van destensando. La rama parasimpática del sistema nervioso autónomo se pone en funcionamiento mediante este tipo de actividad, reduciendo así, los efectos de la rama simpática. El ritmo cardíaco tiende a disminuir y la ansiedad se reduce, consiguiendo así que el cuerpo reduzca su grado de activación[57].

Este tipo de técnicas son muy fáciles de aplicar y no suelen poseer contraindicaciones. los pacientes refieren experimentar calma y tranquilidad con su realización[57].

7.4 CONTROL DEL DOLOR

La Asociación Internacional para el Estudio del Dolor definió al mismo como «una experiencia sensitiva y emocional desagradable, asociada a una lesión tisular real o potencial». El sistema neuronal sensitivo (nociceptores) y las vías nerviosas aferentes son los responsables de la percepción del dolor, aunque la nocicepción puede estar influida por otros factores como los psicológicos[58].

Según su duración, el dolor puede ser clasificado como agudo (limitado en el tiempo), o crónico (duradero en el tiempo); además, existen tipos de dolor asociados a determinadas enfermedades, como es el caso del dolor iatrogénico, asociado a las enfermedades oncológicas[58].

Durante los últimos años, las terapias complementarias y alternativas en el manejo del dolor han ganado fuerza. Estas terapias están constituidas por un gran abanico de intervenciones terapéuticas, como son la hipnosis y la sugestión o la musicoterapia[59].

- Hipnosis y sugestión.

La hipnosis es una actividad donde se crea una situación mediante una serie de procedimientos (sugestivos) en los que el terapeuta pide al paciente que experimente cambios tanto a un nivel cognitivo y de control como perceptual o sensorial. La técnica de la hipnosis permite que estos cambios se realicen más rápidamente y con menos esfuerzos cognitivos por parte del sujeto[60].

El empleo de sugestiones hipnóticas ha demostrado ser eficaz en la reducción tanto del dolor inducido experimentalmente en laboratorio (dolor experimental) como del dolor en contextos clínicos (dolor clínico), y con respecto a este último, tanto para el tratamiento del dolor agudo como del dolor crónico. Las sugestiones realizadas mediante la hipnosis favorecen actitudes positivas hacia la superación y el afrontamiento de los problemas. Del mismo modo, aumentan las expectativas positivas hacia el éxito terapéutico y favorecen una respuesta de relajación en los pacientes[60].

- Musicoterapia.

La definición de la musicoterapia según AMTA (American Music Therapy Association) es: «el uso controlado de la música con el objeto de restaurar, mantener e incrementar la salud mental o física». Es la aplicación sistemática de la música, dirigida por un musicoterapeuta en un ambiente terapéutico, con el objeto de lograr cambios de conducta. Estos cambios ayudarán al individuo que participa de esta terapia a tener un mejor entendimiento de sí mismo y del mundo que le rodea, pudiendo adaptarse mejor a la sociedad. Como miembro de un grupo de profesionales, el musicoterapeuta participa en el análisis de los problemas del individuo y en la proyección de un tratamiento general antes de hacer cualquier actividad musical. Las evaluaciones periódicas determinaran la efectividad de las técnicas utilizadas[61].

La música se caracteriza por su flexibilidad. Puede usarse de una manera pasiva (solo escuchándola), activa (tocando cualquier instrumento), activa y pasiva a la vez y, por último inactiva (silencio absoluto). A la hora de interactuar o no, con un grupo, la música puede ser utilizada individualmente (fomentando la creatividad y la expresión personal) o de manera grupal (fomentando la socialización)[61].

Diversos estudios afirman que la musicoterapia ayuda a personas con cáncer a afrontar síntomas tales como el dolor, síntomas digestivos, inmunológicos, ansiedad, depresión, etc. Los pacientes con esta enfermedad refieren sufrir náuseas y vómitos, dificultad para conciliar el sueño, ansiedad y fuertes dolores. Estos síntomas influyen en la presión arterial del paciente, la frecuencia cardíaca, la respiración, etc. Por ello, la musicoterapia es considerada un método para alcanzar un estado de mayor bienestar[62].

Algunos estudios afirman que el sonido pasa a través del córtex auditivo, activando el sistema límbico. Dicho sonido puede sintetizar la creación de péptidos y estimula las endorfinas naturales segregadas por el hipotálamo que inducen relajación y bienestar. Otros estudios afirman que la música activa el cerebro del mismo modo que lo haría un estimulante químico[62].

Entre los beneficios de la musicoterapia cabe destacar:

- Acelera o retarda las principales funciones orgánicas.
- Interfiere sobre el sistema nervioso central y periférico, su acción pude ser sedante o excitante.
- Facilita la comunicación no verbal y reduce aquella sensación de aislamiento.
- Facilita la expresión emocional y nos auto-organiza interiormente.
- Estimula los sentidos y alivia los temores y la ansiedad.
- Fortalece la conciencia y la autoestima.
- Alivia el sufrimiento y mejora la calidad de vida.
- Mejora la memoria y la imaginación.
- Promueve la relajación psicofísica, empequeñeciendo la percepción de dolor y mejorando el contacto con los aspectos espirituales (experiencias sociales, placenteras, positivas y gratificantes)[62].

Como conclusión, podemos afirmar que aplicar terapia musical a un paciente oncológico precisa de una valoración general previa, y bajo la supervisión de una enfermera formada en la musicoterapia, en continua interrelación con la unidad donde permanece el paciente.

A pesar de que la magnitud de los beneficios de la musicoterapia es pequeña y su importancia clínica incierta, está demostrado científicamente que este tipo de terapias reducen la intensidad del dolor y la necesidad de opiáceos[62].

8 RESUMEN

Virginia Henderson definió a la «persona» como un todo completo compuesto por 14 necesidades humanas fundamentales, entre las que se encuentra la necesidad del sueño y descanso, que es de suma importancia para que las personas mantengan su equilibrio como ser bio-psico-social. La necesidad de sueño es definida como una necesidad biológica que nos permite restablecer las funciones físicas y psicológicas necesarias para el funcionamiento de nuestro organismo. La necesidad de descanso suele estar relacionada con la relajación y la distensión muscular sin cese de conciencia.

Entre las funciones del sueño destacan aquellas relacionadas con la regeneración de aquellos tejidos cerebrales, la conservación de energía, la regulación de nuestra temperatura corporal, el tratamiento de asuntos emocionales reprimidos que son liberados durante nuestro sueño y el restablecimiento de la energía celular. En cuanto a las funciones del descanso también nos encontramos con la conservación de energía, el alivio de la fatiga y la tensión nerviosa y el mantenimiento del equilibrio psíquico y fisiológico del sujeto.

Los factores que influyen en el sueño van desde factores biofisiológicos, como la edad o el estado de salud, los psicológicos, referidos a la forma de afrontar el estrés y los problemas o los trastornos mentales, y los socioculturales, como el tipo de clima, estilo de vida o entorno físico. Los dos primeros factores tienen que ver con características individuales de cada ser humano, por el contrario aquellos factores socioculturales están más relacionados con el ambiente. La interrelación de la necesidad de sueño y descanso con las otras necesidades del ser humano definidas por Virginia Henderson (oxigenación, alimentación, eliminación, movimiento, arreglo personal, temperatura corporal, higiene, seguridad, comunicación, creencias, crecimiento personal, entretenimiento y aprendizaje) también es curiosa ya que se puede observar una clara relación entre necesidades.

Epidemiológicamente, se estima que aproximadamente la mitad de la población actual ha sufrido problemas de insomnio en algún momento, aunque solo un bajo porcentaje acude al especialista. La edad es un factor influyente a la hora de establecer las horas que necesitamos dormir. Varios estudios indican que las mujeres suelen dormir menos que los hombres en circunstancias similares.

En la regulación del ciclo vigilia-sueño intervienen varias zonas del sistema nervioso central (SNC) llamadas núcleos. Y además, también intervienen múltiples neurotransmisores como la serotonina, dopamina, adrenalina, etc. También influyen otras hormonas del sueño como la hormona del crecimiento, que estimula el crecimiento de los tejidos del organismo.

Existen dos fases del sueño claramente diferencias:

- Fase NREM: De ondas lentas, sin movimientos oculares rápidos. Ocupa el 75% de la totalidad del sueño en un adulto. Esta fase está relacionada con la regeneración de la energía del cuerpo y su recuperación física. La fase está compuesta por 4 estadios, de los cuales el más característico es el cuarto, donde el individuo alcanza el sueño profundo.

- Fase REM: Terminada la fase anterior, continuamos con la fase REM del sueño (con ondas rápidas). En esta fase existen los movimientos oculares rápidos (sueño MOR). Dura entre 10 y 60 minutos y es la fase donde se producen la mayoría de los sueños. Durante esta fase, la respiración se vuelve rápida, el ritmo cardíaco se acelera mínimamente, aumenta la presión arterial y el individuo sufre los sueños paradójicos, vitales para la reestructuración de la memoria y los recuerdos. Esta fase sirve para conseguir la recuperación mental, de adaptación e integración psicológica.

En un ambiente hospitalario, el proceso de atención de enfermería relacionado con los trastornos o problemas del sueño se compone en primer lugar de una valoración, donde se recogen los datos de manera ordenada y sistemática a través de entrevistas clínicas y exámenes físico-comportamentales los cuales nos permiten conocer y analizar aquello que realmente le sucede al individuo en relación con la necesidad de sueño y descanso. La validación y la organización de los datos también son importantes dentro de aquella valoración inicial. Las manifestaciones de dependencia e independencia de Virginia Henderson son conceptos clave en este punto. Tras la valoración viene el diagnóstico enfermero, para lo cual las manifestaciones de dependencia e independencia del paciente serán esenciales. La taxonomía II de la NANDA describe cuatro posibles diagnósticos pertenecientes al Dominio 4. Actividad/reposo, Clase 1. Sueño/reposo: Insomnio, deprivación de sueño, disposición para mejorar el sueño y trastorno del patrón del sueño. La planificación sería el siguiente paso tras el diagnóstico, en el que se desarrollan estrategias para evitar, reducir o corregir los problemas detectados (mediante el uso de un plan de acción específico). Por último, los procesos de ejecución y evaluación de dicho plan de acción finalizarán el proceso de atención de enfermería.

En relación a los trastornos del sueño, entre los más frecuentes y conocidos se encuentran los siguientes: el insomnio, con una incidencia en la población adulta de entre un 10% y un 30%; la hipersomnia, caracterizada por una somnolencia excesiva; la apnea del sueño, la cual es definida como la interrupción del sueño debido a una alteración en la ventilación pulmonar; la narcolepsia, que es una aparición repentina e irresistible de sueño reparador durante la vigilia; y los trastornos del ritmo circadiano, relacionados con el Jet Lag, el trabajo a turnos y el síndrome de retraso o adelanto de la fase del sueño. Además, dentro de las parasomnias, se definen los trastornos de pesadillas, afectando mayoritariamente a los niños; el bruxismo, consistente en chasquidos de dientes durante el sueño; el trastorno del somniloquio, caracterizado por la existencia de verbalizaciones durante el sueño; los terrores nocturnos, los cuales afectan sobre todo en la infancia y se definen como despertares repentinos donde el individuo se siente absolutamente aterrorizado; el sonambulismo, donde el individuo se mueve y se comporta como si estuviese despierto estando dormido; el síndrome de piernas inquietas, deseo incontrolable de mover las extremidades acentuado en estados de reposo; y los trastornos por el uso de sustancias o medicamentos.

En cuanto a los efectos producidos por la falta de sueño a corto plazo nos encontramos con falta de concentración, alucinaciones y pérdida de contacto con la realidad. En cuanto a los efectos a largo plazo de la privación del sueño destacan los trastornos mentales como la depresión, la obesidad, desajustes hormonales y posibles apoplejías y fallos cardíacos. La privación de sueño en niños también se ve representada con desajustes hormonales, alteraciones del sistema inmune, diabetes, la falta de concentración y cambios de humor entre muchos otros efectos. En el caso de los ancianos, la falta de sueño se ve asociada con trastornos depresivos, sobrepeso y empeoramiento funcional.

Por último, en relación a los consejos y hábitos de sueño saludables, vemos como el manejo del confort y la higiene del sueño están íntimamente relacionados y hacen hincapié en tener un adecuado horario de sueño, procurando un ambiente cómodo y agradable y teniendo especial cuidado con los hábitos previos a irse a la cama, como una adecuada dieta y evitar usar tablets u ordenadores minutos antes de acostarnos. Entre las técnicas de afrontamiento descritas están la relajación progresiva de Jacobson, las técnicas de yoga y meditación, así como el concepto de Mindfulnes, el cual se caracteriza por la contemplación y la focalización en el momento presente. El control de la respiración y del dolor también son definidos, el control del dolor puede ser abordado mediante métodos como la hipnosis y la sugestión o la musicoterapia.

9 BIBLIOGRAFÍA

1. Del Gallego Lastra R, Hernández Martín FJ. Fundamentos de enfermería. En: Díaz Aguilar P. Manual CTO de Enfermería. Tomo III. 6ª ed. Madrid: CTO Editorial; 2013. p. 1445-1492.

2. Estructura y funciones del sueño [Internet]. ASENARCO; [Citado 1 May 2017]. Disponible en:
http://asenarco.es/estructura-y-funciones-del-sueno/

3. ¿Qué es el sueño? [Internet]. Iis.es. [Citado 1 May 2017]. Disponible en:
http://www.iis.es/que-es-como-se-produce-el-sueno-fases-cuantas-horas-dormir/

4. Sueño y descanso [Internet]. Madrid: AECC; [Actualizado 5 May 2015; citado 10 may 2017]. Disponible en:
https://www.aecc.es/SOBREELCANCER/VIVIENDOCONCANCER/Paginas/suenoydescanso.aspx

5. Nilda L. Fundamentos de Enfermería Parte II [Internet]. La Habana: Editorial Ciencias Médicas; 2010 [Citado 5 May 2017]. Disponible en:
http://gsdl.bvs.sld.cu/cgi-bin/library?e=d-00000-00---off-0enfermeria--00-0--0-10-0--0-0---0prompt-10---4-----sti-4-0-1l--11-es-50-0--20-about-n1cido-es-00-0-1-00-2-0-11-10-0-00-00-0-0-11-1-0utfZz-8-00&a=d&cl=CL1&d=HASH954d11332e1d43c566fc91.6.3

6. Necesidad de descanso y sueño [Internet]. Material complementario. Enfermería comunitaria. Universidad Nacional Autónoma de México. Facultad de estudios superiores IZTACALA. [Citado 5 May 2017]. Disponible en:

http://mira.ired.unam.mx/enfermeria/wp-content/uploads/2013/05/necesidades.pdf

7. Estudio, descanso y actividad física [Internet]. Uco.es. [Actualizado 10 jun 2013; citado 10 may 2017]. Disponible en: https://www.uco.es/activate/index.php/estudio-descanso-y-actividad-fisica/

8. La higiene del sueño en los niños con hiperactividad [Internet]. Fundacioncadah.org. [Citado 15 May 2017]. Disponible en: https://www.fundacioncadah.org/web/articulo/la-higiene-del-sueno-en-ninos-con-hiperactividad.html

9. Del Río Portilla IY. Estrés y Sueño. Rev Mex Neuroci [Internet]. 2006 [Citado 15 May 2017]; 7(1): 15-20. Disponible en: http://revmexneuroci.com/articulo/estres-sueno/

10. Diego García-Borreguero. Alteraciones del sueño en la depresión [Internet]. Iis.es. [Citado 20 May 2017]. Disponible en: http://www.iis.es/alteraciones-del-sueno-en-la-depresion/

11. Martínez Ruíz M, Martínez Galdámez ME. El sueño en ambientes extremos. Sanid. mil. [Internet]. 2011 Sept [Citado 20 May 2017]; 67 (3): 310-316. Disponible en: http://scielo.isciii.es/scielo.php?script=sci_arttext&pid=S1887-85712011000400010&lng=es

12. Ávila Darcia S. Implicaciones Del Trabajo Nocturno y/o Trabajo Por Turnos Sobre La Salud. Med. leg. Costa Rica [Internet]. 2016 Mar [Citado 20 May 2017]; 33(1): 70-78. Disponible en: http://www.scielo.sa.cr/scielo.php?script=sci_arttext&pid=S1409-00152016000100070&lng=en

13. Carrillo-Mora P, Ramírez-Peris J, Magaña-Vázquez K. Neurobiología del sueño y su importancia: antología para el estudiante universitario. Rev. Fac. Med. (Méx.) [Internet]. 2013 Ago [Citado 20 May 2017]; 56(4): 5-15. Disponible en: http://www.scielo.org.mx/scielo.php?script=sci_arttext&pid=S0026-17422013000400002

14. Sarrais F, de Castro Manglano P. El insomnio. Anales Sis San Navarra [Internet]. 2007 [citado 20 May 2017]; 30 (Suppl 1): 121-134. Disponible en: http://scielo.isciii.es/scielo.php?script=sci_arttext&pid=S1137-

66272007000200011

15. Trujillo Lora JC, Iglesias Pinedo W. Sueño y asignación de tiempo entre los estudiantes universitarios: el caso de la Universidad del Atlántico. Semest. Econ. [Internet]. 2010 [citado 20 May 2017]; 13(27): 99-116. Disponible en:
http://www.scielo.org.co/scielo.php?script=sci_arttext&pid=S0120-63462010000200006&lng=es&tlng=es

16. Valle Vicente M. Enfermería Geriátrica. El anciano enfermo: patologías relevantes. En: Díaz Aguilar P. Manual CTO de Enfermería. Tomo I. 6ª ed. Madrid: CTO Editorial; 2013. p. 222-248.

17. Rubín Martin A. Las Fases del Sueño 1-5 (NREM-REM) [Internet]. Lifeder. [Citado 1 Jun 2017]. Disponible en:
https://www.lifeder.com/fases-del-sueno/

18. Moldes Moro RM. Enfermería Médico-Quirúrgica 3: Sistema neurosensorial. Regulación de la vigilia y el sueño. Estado de coma. En: Díaz Aguilar P. Manual CTO de Enfermería. Tomo II. 6ª ed. Madrid: CTO Editorial; 2013. p. 932-935.

19. Trastornos del ritmo circadiano [Internet]. Doctorferre.com. [Actualizado 04 Mar 2016; citado 1 Jun 2017]. Disponible en:
http://doctorferre.com/trastornos-del-sueno/trastornos-ritmo-circadiano

20. Sobrino Vega C, Mejías Paneque MC. Enfermería Pediátrica. Crecimiento y desarrollo. En: Díaz Aguilar P. Manual CTO de Enfermería. Tomo I. 6ª ed. Madrid: CTO Editorial; 2013. p. 372-379.

21. Allué Blasco JL. Melatonina y sueño [Internet]. ASENARCO; 2 Feb 2014 [Citado 1 Jun 2017]. Disponible en:
http://asenarco.es/melatonina-y-sueno/

22. Fases del sueño (REM y NREM). Horas de sueño profundo recomendadas [Internet]. Dormir.org.es. [Citado 1 Jun 2017]. Disponible en:
http://dormir.org.es/fases-del-sueno

23. Hernando Martínez MF. Enfermería en Salud Mental. Trastornos del sueño. En: Díaz Aguilar P. Manual CTO de Enfermería. Tomo III. 6ª ed. Madrid: CTO Editorial; 2013. p. 1265-1266.

24. García Higuera JA. Los sueños: psicología y fisiología [Internet]. Psicoterapeutas.com. [Citado 10 Jun 2017]. Disponible en: http://www.psicoterapeutas.com/pacientes/suenyos.htm

25. Parasomnias causas despertar en fase REM Terrores nocturnos [Internet]. Iis.es. [Citado 10 Jun 2017]. Disponible en: http://www.iis.es/terrores-nocturnos-parasomnias-causas-despertar-en-fase-rem/

26. Dormir y soñar [Internet]. Ceoniric.cl. [Citado 20 Jun 2017]. Disponible en: http://www.ceoniric.cl/spanol/todosuenos/todo_sueno.htm

27. Trastornos del sueño [Internet]. ASENARCO; [Citado 20 Jun 2017]. Disponible en: http://asenarco.es/trasntornos-del-sueno/

28. Principales patologías del sueño [Internet]. Iis.es. [Citado 20 Jun 2017]. Disponible en: http://www.iis.es/principales-patologias-del-sueno-y-otras-causas-de-hipersomnia/

29. Calle López Y, Montes Gaviria MI, Toro Pérez ME. Síndrome de piernas inquietas o enfermedad de Willis Ekbom. Acta Neurol Colomb [Internet]. 2016 [Citado 20 Jun 2017]; 32(4): 347-356. Disponible en: http://www.scielo.org.co/pdf/anco/v32n4/v32n4a13.pdf

 30. Maté J, Hollenstein MF, Gil FL. Insomnio, ansiedad y depresión en el paciente oncológico. Psicooncología. 2004 [Citado 20 Jun 2017]; 1(2-3): 211-230. Disponible en: http://revistas.ucm.es/index.php/PSIC/article/viewFile/PSIC0404120211A/16254

31. Soto E. Dormir y soñar. Rev Elem: cienc y cult. [Internet]. 2010 [Citado 1 Jul 2017]; 17(80):3-11. Disponible en: http://www.redalyc.org/pdf/294/29415988001.pdf

32. Salinas PJ. El Insomnio ¿le quita el sueño?. Rev Facul de Med "MedULA" [Internet]. 2011 [Citado 1 Jul 2017]; 20(2): 99-101. Disponible en:

http://erevistas.saber.ula.ve/index.php/medula/article/view/5848/5648

33. Miró E, Cano-Lozano MC, Buela-Casal G. Sueño y calidad de vida. Rev. colomb. psicol. [Internet]. 2005 [Citado 1 Jul 2017]; 14: 11-27. Disponible   en: http://revistas.unal.edu.co/index.php/psicologia/article/viewFile/1215/17 66

34. Privación de sueño [Internet]. Tuck.com. [Actualizado 20 Feb 2017; Citado 1 Jul 2017]. Disponible en: https://www.tuck.com/es/sdeficit/

35. Smith Y. Efectos de la privación del sueño [Internet]. News Medical Life Sciences. [Actualizado 6 marz 2016; citado 15 Jul 2017]. Disponible en: http://www.news-medical.net/health/Effects-of-Sleep-Deprivation-(Spanish).aspx

36. Masalán AMP, Sequeida YJ, Ortiz CM. Sueño en escolares y adolescentes, su importancia y promoción a través de programas educativos. Rev. chil. pediatr. [Internet]. 2013 [Citado 15 Jul 2017]; 84(5): 554-564. Disponible en: http://www.scielo.cl/scielo.php?script=sci_arttext&pid=S0370-41062013000500012&lng=es

37. Amaro F. Trastornos del sueño en infancia y la adolescencia [Internet]. Universitat Autònoma de Barcelona; 2009. [Citado 15 Jul 2017] Disponible en: http://www.paidopsiquiatria.cat/files/trastornos_del_sueno.pdf

38. Echávarri C, Erro ME. Trastornos del sueño en el anciano y en las demencias. Anales Sis San Navarra [Internet]. 2007 [Citado 15 Jul 2017]; 30 (Suppl 1): 155-161. Disponible en: http://scielo.isciii.es/scielo.php?script=sci_arttext&pid=S1137-66272007000200014&lng=es

39. Miró E, Iáñez MA, Cano-Lozano MC. Patrones de sueño y salud. RIPCS/IJCHP [Internet]. 2002 [Citado 20 Jul 2017]; 2(2): 301-326. Disponible en: http://www.aepc.es/ijchp/articulos_pdf/ijchp-42.pdf

40. Arteaga Henao MV. Virginia Henderson y el Proceso de Atención de Enfermería [Internet]. Universidad de Antioquia; 2009 [Actualizado 30 Abril 2016; citado 20 Jul 2017]. Disponible en:

http://aprendeenlinea.udea.edu.co/lms/moodle/mod/page/view.php?id=61971

41. Herdman TH. NANDA International. Diagnósticos enfermeros. Definiciones y clasificación. 2015-2017. Barcelona: Elsevier; 2015.

42. Higiene del sueño [Internet]. ASENARCO; [Citado 20 Jul 2017]. Disponible en: http://asenarco.es/higiene-del-sueno/

43. Gálvez Galve JJ. Consejos y ayudas para dormir bien. Med Naturista [Internet]. 2009 [Citado 1 ago 2017]; 3(2): 72-76. Disponible en: https://www.researchgate.net/profile/Juan_Galvez_Galve/publication/28315005_Consejos_y_ayudas_para_dormir_bien/links/00b4953c3ed834caab000000.pdf

44. Medina Cordero A, Feria Lorenzo DJ, Oscoz Muñoa G. Los conocimientos sobre el sueño y los cuidados enfermeros para un buen descanso. Enferm. glob. [Internet]. 2009 [Citado 1 ago 2017]; (17). Disponible en: http://scielo.isciii.es/scielo.php?script=sci_arttext&pid=S1695-61412009000300005&lng=es

45. Higiene del sueño [Internet]. Tuck.com. [Actualizado 20 Feb 2017; citado 1 Ago 2017]. Disponible en: https://www.tuck.com/es/shygiene/

46. Bulechek GM, Butcher HK, Dochterman JM, Wagner CM. Clasificación de Intervenciones de Enfermería (NIC). 6ª Ed. Barcelona: Elsevier; 2014.

47. Pinto-Barrero MI, Ruiz-Díaz P. Integración de la medicina alternativa en los servicios de salud de Colombia. Aquichan [Internet]. 2012 [Citado 1 ago 2017]; 12 (2): 183-193. Disponible en: http://www.redalyc.org/html/741/74124103009/

48. Ramírez Sánchez A, Espinosa Calderón C, Herrera Montenegro AF, Espinosa Calderón E, Ramírez Moyano A. Beneficios de la psicoeducación de entrenamiento en técnicas de relajación en pacientes con ansiedad. Enferm Docente [Internet]. 2014 [Citado 1 ago 2017]; 1 (102): 6-12. Disponible en: http://www.revistaenfermeriadocente.es/index.php/ENDO/article/view/10/pdf_8

49. Relajación progresiva de Jacobson [Internet]. Universidad de Almería. Ministerio de Educación y Ciencia [Citado 1 ago 2017]. Disponible en: http://www.ual.es/Universidad/GabPrensa/controlexamenes/pdfs/capitul o08.pdf

50. Díaz MS, Pareja JA. Tratamiento del insomnio. Inf Ter Sist Nac Salud [Internet]. 2008 [Citado 9 ago 2017]; 32(4): 116-122. Disponible en: http://www.msc.es/biblioPublic/publicaciones/recursos_propios/infMedi c/docs/vol32_4TratInsomnio.pdf

51. Aguilar G, Musso A. La meditación como proceso cognitivo-conductual. Suma Psicológica [Internet]. 2008 [Citado 9 ago 2017]; 15(1): 241-258. Disponible en: http://www.redalyc.org/pdf/1342/134212604010.pdf

52. Santachita A, Vargas ML. Mindfulness en perspectiva. Rev. Asoc. Esp. Neuropsiq. [Internet]. 2015 [Citado 9 ago 2017]; 35(127): 541-553. Disponible en: http://scielo.isciii.es/scielo.php?script=sci_arttext&pid=S0211-57352015000300007&lng=es

53. Medeiros US, Pulido MR. Programa de Reducción de Estrés basado en Mindfulness para funcionarios de la salud: experiencia piloto en un hospital público de Santiago de Chile. Rev. chil. neuro-psiquiatr. [Internet]. 2011 [Citado 9 ago 2017]; 49(3): 251-257. Disponible en: http://www.scielo.cl/scielo.php?script=sci_arttext&pid=S0717-92272011000300005&lng=es

54. Alvarado Fernández V, Arroyo Sánchez G, Castro Ulloa G, Fuentes Ocampo F, Marín Castro JP, Soto Montero G et al . Impacto que tiene la falta de sueño sobre las habilidades cognitivas de una población de estudiantes de medicina. Med. leg. Costa Rica [Internet]. 2012 [Citado 9 ago 2017]; 29(2): 19-38. Disponible en: http://www.scielo.sa.cr/scielo.php?script=sci_arttext&pid=S1409-00152012000200003&lng=en

55. Hernández Rodríguez J, Licea Puig ME. El yoga, una opción para el tratamiento de las personas con diabetes mellitus. Rev Cubana Endocrinol [Internet]. 2016 [Citado 9 Ago 2017]; 27(3): 91-106. Disponible en: http://scielo.sld.cu/scielo.php?script=sci_arttext&pid=S1561-29532016000300009&lng=es

56. Martínez Sánchez LM, Martínez Domínguez GI, Gallego González D, Vallejo Agudelo EO, Lopera Valle JS, Vargas Grisales N et al. Uso de terapias alternativas, desafío actual en el manejo del dolor. Rev. Soc. Esp. Dolor [Internet]. 2014 [Citado 9 ago 2017]; 21(6): 338-344. Disponible en: http://scielo.isciii.es/scielo.php?script=sci_arttext&pid=S1134-80462014000600007&lng=es

57. Minici A, Dahab J, Rivadeneira C. Técnicas para el manejo de ansiedad. Revista de Terapia Cognitivo Conductual [Internet]. 2004 [Citado 10 ago 2017]. Disponible en: http://cetecic.com.ar/revista/tecnicas-para-el-manejo-de-ansiedad/#more-350

58. Puebla Díaz F. Tipos de dolor y escala terapéutica de la O.M.S.: Dolor iatrogénico. Oncología (Barc.) [Internet]. 2005 [Citado 10 ago 2017]; 28(3): 33-37. Disponible en: http://scielo.isciii.es/scielo.php?script=sci_arttext&pid=S0378-48352005000300006&lng=es

59. Martínez Sánchez LM, Martínez Domínguez GI, Gallego González D, Vallejo Agudelo EO, Lopera Valle JS, Vargas Grisales N et al. Uso de terapias alternativas, desafío actual en el manejo del dolor. Rev. Soc. Esp. Dolor [Internet]. 2014 [Citado 10 ago 2017]; 21(6): 338-344. Disponible en: http://scielo.isciii.es/scielo.php?script=sci_arttext&pid=S1134-80462014000600007&lng=es

60. González Ordi H. El Empleo de las técnicas de sugestión e hipnosis en el control y reducción del dolor: Implicaciones para la Psicooncología. Psicooncología [Internet]. 2005 [Citado 15 ago 2017]; 2(1): 117-130. Disponible en: http://revistas.ucm.es/index.php/PSIC/article/view/PSIC0505120117A

61. Zárate D P, Díaz T V. Aplicaciones de la musicoterapia en la medicina. Rev. méd. Chile [Internet]. 2001 [Citado 15 ago 2017]; 129(2): 219-223. Disponible en: http://www.scielo.cl/scielo.php?script=sci_arttext&pid=S0034-98872001000200015&lng=es

62. Yáñez Amoros B. Musicoterapia en el paciente oncológico. RUA: Cultura de los cuidados [Internet]. 2011 [Citado 15 ago 2017]; Año XV (29): 57-73. Disponible en: https://rua.ua.es/dspace/bitstream/10045/Cultura_Cuidados_29_07.pdf

10 ANEXOS

EDITOR: *Diego Molina Ruiz*

ANEXO 1. FIGURA 1.

Figura 1: Horas de sueño estándar según edad.

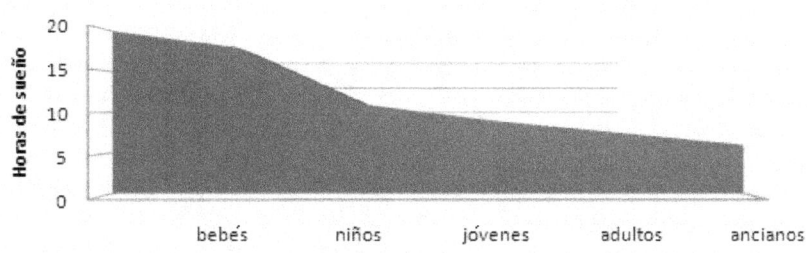

Fuente: Estructura y funciones del sueño [Internet]. ASENARCO; [Citado Ene 2018]. Disponible en:

http://asenarco.es/estructura-y-funciones-del-sueno/

EDITOR: *Diego Molina Ruiz*

ANEXO 2. FIGURA 2

Figura 2. Hipnograma de un adulto.

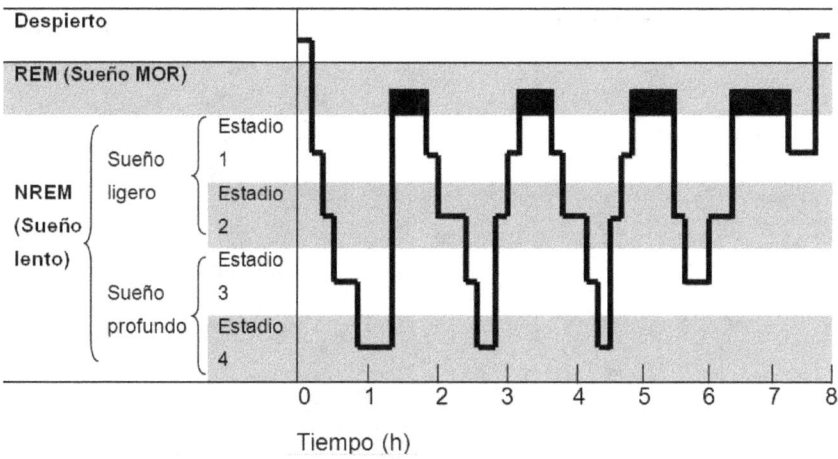

Fuente: Elaboración propia. Fase NREM (siglas que corresponden a su nombre en inglés: *No Rapid Eye Movements* o sin movimientos oculares rápidos) compuesta por 4 estadios, y la fase REM (*Rapid Eye Movements* o movimientos oculares rápidos).

EDITOR: *Diego Molina Ruiz*

ANEXO 3. TABLA 1

Tabla 1. Tipos de ondas cerebrales según estado de vigilia o sueño.

ETAPA	FRECUENCIA (HZ)	AMPLITUD (MICRO VOLTIOS)	TIPO DE ONDA
Despierto	13-50	<50	Beta y gamma
Relajado	8-13	50	Alfa
Estadio 1	4-8	50-100	Theta
Estadio 2	4-13	50-150	Ondas en huso + Complejos K
Estadio 3	2-4	100-150	Delta
Estadio 4	0.5-2	100-200	Delta
REM	13-30	<50	Beta (a veces gamma)

Fuente: Etapas del sueño [Internet]. Tuck Sleep. [Actualizado 20 Feb 2017; citado 10 Ene 2018]. Disponible en:
http://doctorferre.com/trastornos-del-sueno/trastornos-ritmo-circadiano

El EEG y el sueño [Internet]. Pontificia Universidad Católica de Chile. [Citado 10 May 2017]. Disponible en:
http://www7.uc.cl/sw_educ/neurociencias/html/175.html

EDITOR: *Diego Molina Ruiz*

ANEXO 4. TABLA 2
Tabla 2. Insomnio: Diagnóstico, objetivos e intervenciones.

NANDA (DIAGNÓSTICO)	
Insomnio (00095). Definición: Trastorno de la cantidad y calidad del sueño que deteriora el funcionamiento.	
CARACTERÍSTICAS DEFINITORIAS	FACTORES RELACIONADOS
– Alteración de la concentración. – Aumento de accidentes. – Aumento del absentismo. – Cambios de humor. – Cambios en el patrón de sueño. – Cambios en la emotividad. – Despertar temprano. – Dificultad para conciliar el sueño. – Dificultad para mantener el sueño. – Disminución de la calidad de vida. – Energía insuficiente. – Estado de salud comprometido. – Insatisfacción con su sueño. – Patrón de sueño no reparador (p.ej., a causa de las responsabilidades del cuidador, prácticas parentales, molestias debidas a la persona que duerme con el paciente). – Trastorno del sueño que produce consecuencias al día siguiente.	– Agentes farmacológicos. – Ansiedad. – Cambio hormonal. – Consumo de alcohol. – Depresión. – Duelo. – Factores ambientales (p. ej., ruido ambiental, exposición a la luz del día/oscuridad, temperatura/humedad ambiental, entorno no familiar). – Factores estresantes. – Higiene del sueño inadecuada. – La actividad física diaria media es inferior a la recomendada según el sexo y la edad. – Malestar físico. – Siestas frecuentes. – Temor.

NOC (OBJETIVOS)	NIC (INTERVENCIONES)
– Bienestar personal. – Nivel de fatiga. – Sueño.	– Manejo de la energía. – Control del humor. – Mejorar el sueño. – Manejo ambiental: confort. – Fototerapia: regulación del biorritmo. – Manejo de la medicación. – Manejo del dolor.

| | – Aumentar el afrontamiento. |
| | – Masaje. |

Fuente: Herdman T.H. NANDA International. Diagnósticos enfermeros. Definiciones y clasificación. 2015-2017. Barcelona: Elsevier; 2015.

Moorhead S., Johnson M., Maas M. L., Swanson E. Clasificación de Resultados de Enfermería (NOC). Medición de Resultados en Salud. 5ª Ed. Barcelona: Elsevier; 2014.

Bulechek G. M., Butcher H. K., Dochterman J. M., Wagner C. M. Clasificación de Intervenciones de Enfermería (NIC). 6ª Ed. Barcelona: Elsevier; 2014.

ANEXO 5. TABLA 3

Tabla 3. Deprivación de sueño: Diagnóstico, objetivos e intervenciones.

NANDA (DIAGNÓSTICO)	
Deprivación de sueño (00096). Definición: Períodos de tiempo prolongados sin sueño (patrón de suspensión relativa, natural y periódica de la conciencia).	
CARACTERÍSTICAS DEFINITORIAS	FACTORES RELACIONADOS
– Agitación. – Agresividad. – Alteración en la concentración. – Alucinaciones. – Ansiedad. – Apatía. – Aumento de la sensibilidad al dolor. – Aumento del tiempo de reacción. – Confusión. – Deterioro de la percepción. – Disminución de la capacidad funcional. – Fatiga. – Inquietud. – Irritabilidad. – Letargia. – Malestar. – Nistagmo pasajero. – Paranoia transitoria. – Sopor. – Temblor de manos.	– Afecciones con movimientos periódicos de las extremidades (p. ej., síndrome de piernas inquietas, mioclonía nocturna). – Apnea del sueño. – Asincronía circadiana mantenida. – Cambio en las etapas del sueño relacionadas con la edad. – Demencia. – Disconfort prolongado (p. ej., físico, psicológico). – Entorno sobreestimulador. – Enuresis nocturna. – Erecciones dolorosas durante el sueño. – La actividad física diaria media es inferior a la recomendada según el sexo y la edad. – Narcolepsia. – Obstáculos ambientales. – Parálisis familiar del sueño. – Patrón de sueño no reparador (p.ej., a causa de las responsabilidades del cuidador, prácticas parentales, molestias debidas a la persona que duerme con el paciente). – Persistencia de una higiene del sueño inadecuada. – Pesadillas. – Régimen terapéutico. – Síndrome de hipersomnolencia nerviosa central idiopática. – Síndrome vespertino. – Sonambulismo. – Terrores nocturnos.

Fuente: Herdman T.H. NANDA International. Diagnósticos enfermeros. Definiciones y clasificación. 2015-2017. Barcelona: Elsevier; 2015.

OBJETIVOS (NOC)	INTERVENCIONES (NIC)
– Nivel de confusión aguda. – Severidad de los síntomas. – Sueño.	– Manejo del delirio. – Mejorar el sueño. – Orientación de la realidad. – Control del humor. – Disminución de la ansiedad. – Manejo ambiental. – Manejo ambiental: confort. – Manejo de las alucinaciones. – Manejo de la energía. – Manejo de la medicación. – Aumentar el afrontamiento. – Cambio de posición. – Imaginación simple dirigida. – Cuidados de la incontinencia urinaria: enuresis. – Facilitar la meditación. – Fototerapia: regulación del biorritmo. – Fomento del ejercicio. – Manejo del dolor.

Fuente: Moorhead S., Johnson M., Maas M. L., Swanson E. Clasificación de Resultados de Enfermería (NOC). Medición de Resultados en Salud. 5ª Ed. Barcelona: Elsevier; 2014.

Bulechek G. M., Butcher H. K., Dochterman J. M., Wagner C. M. Clasificación de Intervenciones de Enfermería (NIC). 6ª Ed. Barcelona: Elsevier; 2014.

EDITOR: *Diego Molina Ruiz*

ANEXO 6. TABLA 4

Tabla 4. Disposición para mejorar el sueño: Diagnóstico, objetivos e intervenciones.

NANDA (DIAGNÓSTICO)
Disposición para mejorar el sueño (00165). Definición: Patrón de suspensión relativa, natural y periódica de la conciencia para proporcionar reposo y mantener el estilo de vida deseado, que puede ser reforzado.
CARACTERÍSTICAS DEFINITORIAS
– Expresa deseo de mejorar el sueño.

OBJETIVOS (NOC)	INTERVENCIONES (NIC)
– Sueño.	– Mejorar el sueño. – Disminución de la ansiedad. – Entrenamiento autogénico. – Fototerapia: regulación del biorritmo. – Manejo ambiental: confort. – Manejo del dolor. – Manejo de la medicación. – Manejo de las náuseas. – Masaje. – Musicoterapia. – Potenciación de la seguridad. – Relajación muscular progresiva. – Técnica de relajación.

Fuente: Herdman T.H. NANDA International. Diagnósticos enfermeros. Definiciones y clasificación. 2015-2017. Barcelona: Elsevier; 2015. /Moorhead S., Johnson M., Maas M. L., Swanson E. Clasificación de Resultados de Enfermería (NOC). Medición de Resultados en Salud. 5ª Ed. Barcelona: Elsevier; 2014. Bulechek G. M., Butcher H. K., Dochterman J. M., Wagner C. M. Clasificación de Intervenciones de Enfermería (NIC). 6ª Ed. Barcelona: Elsevier; 2014.

EDITOR: *Diego Molina Ruiz*

ANEXO 7. TABLA 5

Tabla 5. Trastorno del patrón del sueño: Diagnóstico, objetivos e intervenciones.

NANDA (DIAGNÓSTICO)	
Trastorno del patrón del sueño (00198). Definición: Interrupciones durante un tiempo limitado de la cantidad y calidad del sueño debidas a factores externos.	
CARACTERÍSTICAS DEFINITORIAS	FACTORES RELACIONADOS
– Cambios en el patrón de sueño. – Despertarse sin querer. – Dificultad en el funcionamiento diario. – Dificultad para conciliar el sueño. – Insatisfacción con el sueño. – No sentirse descansado.	– Factores ambientales (p. ej., ruido ambiental, exposición a la luz del día/oscuridad, temperatura/humedad ambiental, entorno no familiar). – Falta de intimidad. – Inmovilización. – Interrupción causada por la persona que duerme con el paciente. – Patrón de sueño no reparador (p. ej., a causa de las responsabilidades del cuidador, prácticas parentales).
OBJETIVOS (NOC)	INTERVENCIONES (NIC)
– Sueño.	– Manejo ambiental: confort. – Mejorar el sueño. – Administración de medicación. – Baño. – Cambio de posición. – Facilitar la meditación. – Relajación muscular progresiva. – Manejo del dolor.

Fuente: Herdman T.H. NANDA International. Diagnósticos enfermeros. Definiciones y clasificación. 2015-2017. Barcelona: Elsevier; 2015.

Moorhead S., Johnson M., Maas M. L., Swanson E. Clasificación de Resultados de Enfermería (NOC). Medición de Resultados en Salud. 5ª Ed. Barcelona: Elsevier; 2014.

Bulechek G. M., Butcher H. K., Dochterman J. M., Wagner C. M. Clasificación de Intervenciones de Enfermería (NIC). 6ª Ed. Barcelona: Elsevier; 2014.

SOBRE EL EDITOR

DIEGO MOLINA RUIZ, Puertollano (Ciudad Real), 15 de Febrero de 1959.

Formación académica

Licenciado en Enfermería. Universidad Hogeschool Zeeland (Holanda) 2002. Especialista en Enfermería Médico-Quirúrgica. Master en Ciencias de la Enfermería. Universidad de Huelva. Diploma de Estudios Avanzados en Medicina Preventiva y Salud Pública, Universidad de Huelva.

Lugar de trabajo

Enfermero Comunitario UGC Gibraleón del Distrito Sanitario Huelva Costa Condado Campiña.

Profesor asociado Departamento de Enfermería, Universidad de Huelva.

Experiencia previa

Autor y Editor de editorial especializada CC SS. Enfo Ediciones, FUDEN, Madrid.

Como docente ha impartido los Módulos 6 sobre Técnicas de Resonancia Magnética y 7 sobre Técnicas de asistencia en Exploraciones Ecográficas del Curso de Formación Profesional Ocupacional "Técnico en Radiodiagnóstico" con Expediente 98/2005/J/221 y Nº 21 – 15, de la Consejería de Empleo de la Junta de Andalucía, con un total de 250 horas docentes.

Desde 2006 desarrolla labor docente como profesor asociado en la Universidad de Huelva.

Experiencia investigadora

- **Líneas de investigación:** Salud Laboral, Atención Primaria, Preanalítica, Salud Mental.

- **Participación en proyectos de investigación**

  - Investigador colaborador en el proyecto FIS 12/ 1099.

  - En la actualidad participa en un proyecto de investigación en salud FIS.

- **Participación en proyectos editoriales**

  Más de 40 artículos publicados en revistas de enfermería y biomédicas, nacionales e internacionales. Más de 65 capítulos de libros y más de 60 libros como autor y editor.

Otros méritos

Miembro del Comité de Ética Asistencial de Huelva.

SOBRE LOS AUTORES

GLORIA BERMEJO PÉREZ, Minas de Riotinto (Huelva), 23 de Octubre de 1990.

Formación académica

Diplomada en Enfermería. Universidad de Huelva (2011). Máster en Urgencias, Emergencias, Catástrofes y Acción Humanitaria. Universidad de Sevilla y Fundación SAMU (2014). Experto Universitario en Enfermería Legal y Forense. UNED (2012). Experto Universitario en Patologías Nutricionales en el Siglo XXI. UNED (2012).

Lugar de trabajo

Enfermera Urgencias y Hospitalización en Hospital Universitario Vall D'Hebron (Barcelona) desde mayo 2015.

Experiencia previa

Enfermera Cooperación y Acción Humanitaria en las zonas más desfavorecidas de la provincia de Los Ríos (Ecuador, 2016) y en Isla de Bantayán tras el Tifón Haiyan (Filipinas, 2013). Enfermera del trabajo en Cepsa Refinería (La Rábida, Huelva; 2015). Enfermera UCI Hospital Punta de Europa (Algeciras, Cádiz; 2014). Enfermera Urgencias Hospital de Especialidades de Jerez (Jerez de la Frontera, Cádiz; 2014). Enfermera Centro Psicodeficientes "San Sebastián" (Cantillana, Sevilla; 2014). Live In Home Nursing Care (Douglas, Isle of Man; 2012).

Experiencia docente

Docente en el módulo de Acción Humanitaria del Máster de enfermería y medicina en Urgencias, Emergencias, Catástrofes y Acción Humanitaria de la Universidad de Sevilla y Fundación SAMU (Gelves, Sevilla; 2015); y coordinadora y docente de tres cursos de Soporte Vital Básico (SVB) y Desfibrilación Semiautomática (DESA) en ciclos formativos de Auxiliar de Farmacia y Enfermería con un total de 35 horas (Gelves, Sevilla; 2013).

Experiencia investigadora

- Autora artículo revista "Asistencia sanitaria prestada en el tifón Haiyan de Filipinas por Fundación SAMU y SEMECA" (2017). Revista internacional de salud "European Journal of Health Research" (EJHR). 2017; Vol. 3, N°2 (P.103-117). e-ISSN 2445-0308.
- Autora de 12 Comunicaciones Escritas en el "I Congreso Internacional de Innovación e Investigación en el ámbito de la Salud" (2017).
    - Volumen II Con ISBN: 978-84-697-5199-2 y Depósito Legal: AL 1520-2017.
    - Volumen I Con ISBN: 978-84-697-5198-5 y Depósito Legal: AL 1519-2017.
    - Volumen III Con ISBN: 978-84-697-5200-5 y Depósito Legal: AL 1522-2017.

- Autora de 22 Comunicaciones Escritas en el "II Congreso Internacional en Contextos Clínicos y de la Salud". Premio Comunicación Escrita "Análisis de la asistencia sanitaria prestada en el tifón Haiyan de Filipinas 2013 durante tres meses por profesionales sanitarios de Fundación SAMU", destacada por el Comité científico (2016).

- o Volumen I Con ISBN: 978-84-617-4184-7 y Depósito Legal: AL 1490-2016.
- o Volumen II Con ISBN: 978-84-617-4185-4 y Depósito Legal: AL 1491-2016.
- o Volumen III Con ISBN: 978-84-617-5040-5 y Depósito Legal: AL 1492-2016.

Publicaciones

- Libros impresos. Colección "Notas sobre el cuidado de Heridas".
  - Coordinadora y autora del libro 14 "Úlceras de Extremidad Inferior". Editado por Molina Moreno Editores. Con ISBN-10: 1539792323, en Primera Edición de 26 de Octubre de 2016.
  - Coordinadora y autora del libro 12 "Pie Diabético". Editado por Molina Moreno Editores. Con ISBN-10: 153774108X, en Primera Edición de 16 de Septiembre de 2016.
  - Coautora del libro 1 "Guía de Heridas Agudas". Editado por Molina Moreno Editores. Con ISBN-10: 1537605658, en Segunda Edición de 9 de Septiembre de 2016.

_____._____

JUAN ANTONIO DÍAZ FERNÁNDEZ, Punta Umbría (Huelva), 03 de Mayo de 1991.

Formación académica

Graduado en Psicología de Huelva 2016.
Curso en sexología y criminología (2014) Universidad de Huelva. Orientado hacia la Psicología clínica y social.

Lugar de trabajo

Responsable de provincia en Wesser & Partner, empresa líder en captación de fondos para ONG, desde el año 2015.

Experiencia previa

Voluntariado en Cruz Roja Española. Especialidad en trabajo con colectivos vulnerables, monitorización de talleres, cooperación internacional y asentamientos.
Alumno en prácticas en Cruz Roja Española, 2015.
Monitor de talleres sobre autoestima, competencia laboral y empoderamiento. Cruz Roja Española, 2015.
Selección de personal, gestión de recursos humanos y atención al público. Cruz Roja Española, 2015.

Otros méritos

Participación en proyectos sobre VIH y en proyectos de concienciación contra el cáncer. (2016)

Tutorización de alumnos para mejora de habilidades sociales. (2015)

Cursos sobre sexología y salud. (2014)

EDITOR: *Diego Molina Ruiz*

TÍTULOS DE LA COLECCIÓN
Notas sobre las 14 Necesidades de Virginia Henderson *(14 Libros)*

Libro 1: **RESPIRACIÓN.** *Necesidad de Respiración. Vol. 1*
Libro 2: **ALIMENTACIÓN.** *Necesidad de Alimentación. Vol. 2*
Libro 3: **ELIMINACIÓN.** *Necesidad de Eliminación. Vol. 3*
Libro 4: **MOVIMIENTO.** *Necesidad de Movimiento. Vol. 4*
Libro 5: **SUEÑO Y DESCANSO.** *Necesidad de Sueño y Descanso. Vol. 5*
Libro 6: **ARREGLO PERSONAL.** *Necesidad de Arreglo Personal. Vol. 6*
Libro 7: **TEMPERATURA.** *Necesidad de Temperatura. Vol. 7*
Libro 8: **HIGIENE.** *Necesidad de Higiene. Vol. 8*
Libro 9: **SEGURIDAD.** *Necesidad de Seguridad. Vol. 9*
Libro 10: **COMUNICACIÓN.** *Necesidad de Comunicación. Vol. 10*
Libro 11: **CREENCIAS.** *Necesidad de Creencias. Vol. 11*
Libro 12: **CRECIMIENTO PERSONAL.** *Necesidad de Crecimiento Personal. Vol. 12*
Libro 13: **ENTRETENIMIENTO.** *Necesidad de Entretenimiento. Vol. 13*
Libro 14: **APRENDIZAJE.** *Necesidad de Aprendizaje. Vol. 14*

EDITOR: *Diego Molina Ruiz*

Diego Molina Ruiz es ante todo un estudioso de los temas Socio-Sanitarios de actualidad. Autor y editor de diversos libros científico-técnicos relacionados con la salud y el medio ambiente.

En la actualidad trabaja para el Servicio Andaluz de Salud y como profesor de la Universidad de Huelva, donde participa como investigador de proyectos del Fondo de Investigaciones Sanitarias (FIS).

Nota del Editor:

Para poder atender cualquier consulta relacionada con el presente libro o bien con la colección a la que pertenece, quedo en todo momento a disposición de todos los lectores en la siguiente dirección de correo electrónico:

molina.moreno.editores@gmail.com

Edición impresa en papel y ebook disponible en:

www.amazon.com y www.amazon.es

EDITOR: *Diego Molina Ruiz*

Copyright © 2018 Diego Molina Ruiz (Editor)

Edita: sapientiaEd diegomolinaruiz@gmail.com

Coordinadora Editorial: Alba Flores Reyes

Diseño de portada: Diego Molina Ruiz

Imagen de portada: María López Zapata

Título del Libro: Necesidad de Sueño y Descanso

Libro número 5

Serie: Notas sobre las 14 Necesidades de Virginia Henderson

Primera edición: 05/01/2018

Nº de páginas: 104

Autora: Gloria Bermejo Pérez

Autor: Juan Antonio Díaz Fernández

All rights reserved / Todos los derechos reservados

ISBN-10: 1983770949
ISBN-13: 978-1983770944

Edición impresa en papel y ebook disponible en:
www.amazon.com y www.amazon.es

www.ingramcontent.com/pod-product-compliance
Lightning Source LLC
Chambersburg PA
CBHW071214220526
45468CB00002B/596